Adipositas –
Moderne Konzepte für ein Langzeitproblem

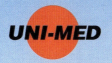

UNI-MED Verlag AG
Bremen · London · Boston

Schusdziarra, Volker:
Adipositas - Moderne Konzepte für ein Langzeitproblem/Volker Schusdziarra.-
2. Auflage - Bremen: UNI-MED, 2003
(UNI-MED SCIENCE)
ISBN 3-89599-738-2

© 2000, 2003 by UNI-MED Verlag AG, D-28323 Bremen,
International Medical Publishers (London, Boston)
Internet: www.uni-med.de, e-mail: info@uni-med.de

Printed in Germany

Das Werk ist urheberrechtlich geschützt. Alle dadurch begründeten Rechte, insbesondere des Nachdrucks, der Entnahme von Abbildungen, der Übersetzung sowie der Wiedergabe auf photomechanischem oder ähnlichem Weg bleiben, auch bei nur auszugsweiser Verwertung, vorbehalten.

Die Erkenntnisse der Medizin unterliegen einem ständigen Wandel durch Forschung und klinische Erfahrungen. Die Autoren dieses Werkes haben große Sorgfalt darauf verwendet, daß die gemachten Angaben dem derzeitigen Wissensstand entsprechen. Das entbindet den Benutzer aber nicht von der Verpflichtung, seine Diagnostik und Therapie in eigener Verantwortung zu bestimmen.

Geschützte Warennamen (Warenzeichen) werden nicht besonders kenntlich gemacht. Aus dem Fehlen eines solchen Hinweises kann also nicht geschlossen werden, daß es sich um einen freien Warennamen handele.

UNI-MED. Die beste Medizin.

In der Reihe UNI-MED SCIENCE werden aktuelle Forschungsergebnisse zur Diagnostik und Therapie wichtiger Erkrankungen "state of the art" dargestellt. Die Publikationen zeichnen sich durch höchste wissenschaftliche Kompetenz und anspruchsvolle Präsentation aus. Die Autoren sind Meinungsbildner auf ihren Fachgebieten.

Wir danken folgenden Mitgliedern unseres Ärztlichen Beirats für die engagierte Mitarbeit an diesem Buch: Dr. Bertram Disselhoff, Dr. Michael Emken, Maja Ursula Gnauck, Dr. Ingo Rausch, Dr. Christiane Schöller.

Vorwort und Danksagung zur 2. Auflage

Seit dem Erscheinen der 1. Auflage vor vier Jahren hat das Thema Adipositas nichts von seiner Aktualität eingebüßt. Im Gegenteil – die Entwicklung der letzten Jahre zeigt eine deutlich steigende Prävalenz. Andererseits sind in dieser Zeit aber auch zahlreiche neue Erkenntnisse über die Bedeutung der genetischen Faktoren, die Zusammenhänge bei der Regulation von Appetit und Sättigung gewonnen worden. Vor allem aber gibt es neue Daten zu Bedeutung der Adipositas als Schrittmacher für Folgeerkrankungen. Große Studien haben belegen können, daß Adipositastherapie die Entstehung gravierender Folgeerkrankungen wie des Typ 2-Diabetes mellitus verhindern kann. Dies unterstreicht die Bedeutung des Krankheitsbildes Adipositas als Schrittmacher für die bekannten zahlreichen Folgeerkrankungen und rechtfertigt intensive therapeutische Bemühungen im Sinne einer medizinisch wie ökonomisch sinnvollen Prävention.

Danken möchte ich allen Lesern der 1. Auflage, die mit ihrer konstruktiven Kritik und ihren Anregungen dazu beigetragen haben, eine hoffentlich verbesserte 2. Auflage entstehen zu lassen.

Dem UNI-MED Verlag danke ich für die weiterhin gewährte Unterstützung bei der großzügigen Gestaltung dieses Buches.

München, im September 2003   V. Schusdziarra

Autoren

Dr. med. J. Erdmann
Else-Kröner-Fresenius-Zentrum für Ernährungsmedizin
Klinikum rechts der Isar
TU München
Ismaninger Str. 22
81675 München

Kap. 2., 7.

Prof. Dr. med. Hans Hauner
Else-Kröner-Fresenius-Zentrum für Ernährungsmedizin
Klinikum rechts der Isar
TU München
Ismaninger Str. 22
81675 München

Kap. 3.

M. Hausmann
Else-Kröner-Fresenius-Zentrum für Ernährungsmedizin
Klinikum rechts der Isar
TU München
Ismaninger Str. 22
81675 München

Kap. 7.

Prof. Dr. med. Johannes Hebebrand
Klinik für Psychiatrie und Psychotherapie des Kindes- und Jugendalters
der Philipps-Universität Marburg
Klinische Forschergruppe
Schützenstr. 49
35039 Marburg

Kap. 1.

Prof. Dr. Helmut Heseker
Fachgruppe Ernährung und Gesundheit
Universität Paderborn
33095 Paderborn

Kap. 4.

Dr. rer. nat. Anke Hinney
Klinik für Psychiatrie und Psychotherapie des Kindes- und Jugendalters der
Philipps-Universität Marburg
Klinische Forschergruppe
Schützenstr. 49
35039 Marburg
Kap. 1.

Prof. Dr. med. Bernhard Husemann
Chirurgische Klinik
Dominikus-Krankenhaus Düsseldorf
40549 Düsseldorf

Kap. 12.

André Linden
Klinik für Psychiatrie und Psychotherapie des Kindes- und Jugendalters der
Philipps-Universität Marburg
Klinische Forschergruppe
Schützenstr. 49
35039 Marburg

Kap. 1.

Dr. med. Tanja Neupert
Klinik für Psychiatrie und Psychotherapie des Kindes- und Jugendalters der
Philipps-Universität Marburg
Klinische Forschergruppe
Schützenstr. 49
35039 Marburg

Kap. 1.

Dr. rer. nat. Karen Rosenkranz
Klinik für Psychiatrie und Psychotherapie des Kindes- und Jugendalters der
Philipps-Universität Marburg
Klinische Forschergruppe
Schützenstr. 49
35039 Marburg

Kap. 1.

Priv.-Doz. Dr. med. R. R. Schick
Abteilung für Innere Medizin
Bundeswehrkrankenhaus Ulm
Akademisches Krankenhaus der Universität Ulm
Oberer Eselsberg 40
89081 Ulm
Kap. 10.

Prof. Dr. med. Volker Schusdziarra
Else-Kröner-Fresenius-Zentrum für Ernährungsmedizin
Klinikum rechts der Isar
TU München
Ismaninger Str. 22
81675 München

Kap. 2., 7.

Dr. phil. Dipl.-Psych. Anne Ullrich
Klinik Tiefenthal
Sonnenbergstr. 1
66119 Saarbrücken

Kap. 6., 8.

Prof. Dr. phil. Claus Vögele
Department of Psychology
Faculty of Health Care and Social Studies
University of Luton
Park Square
Luton, Bedfordshire LU1 3JU
England

Kap. 9.

Prof. Dr. Johannes G. Wechsler
Innere Abteilung
Krankenhaus der Barmherzigen Brüder
Romanstr. 93
80639 München

Kap. 5.

Prim. Univ. Prof. Dr. Karl Zwiauer
Abteilung für Kinder- und Jugendheilkunde St. Pölten
Propst Führer Straße 4
A-3100 St. Pölten
Österreich

Kap. 11.

Inhaltsverzeichnis

1.	Gene - Praktische Relevanz bei der Adipositas (A. Hinnney, K. Rosenkranz, T. Neupert, A. Linden, J. Hebebrand)	16
1.1.	Einleitung	16
1.1.1.	Formalgenetische Befunde	16
1.1.2.	Molekulargenetische Untersuchungen	16
1.2.	Kandidatengenansatz	17
1.2.1.	Tierexperimentelle Befunde	17
1.2.1.1.	Polygene Tiermodelle	17
1.2.1.2.	Monogene rezessive Formen der Adipositas bei der Maus	17
1.2.1.3.	Transgenes Tiermodell	17
1.2.2.	Befunde beim Menschen	18
1.2.2.1.	Monogene rezessive Formen der Adipositas beim Menschen	18
1.2.2.2.	Monogene dominante Form der Adipositas beim Menschen	18
1.3.	Genomscreen	19
1.4.	Bedeutung der molekulargenetischen Befunde für die klinische Praxis	19
1.5.	Literatur	20

2.	Ist Adipositas die Folge einer fehlerhaften Regulation der Nahrungsaufnahme? (V. Schusdziarra, J. Erdmann)	24
2.1.	Literatur	28

3.	Komorbiditäten und Komplikationen der Adipositas (H. Hauner)	30
3.1.	Pathophysiologie adipositasbedingter Erkrankungen	30
3.2.	Komorbiditäten und Komplikationen der Adipositas	31
3.2.1.	Beschwerden und Leidensdruck	31
3.2.2.	Das metabolische Syndrom	31
3.2.3.	Typ-2-Diabetes mellitus	32
3.2.4.	Dyslipidämie und Hyperurikämie	32
3.2.5.	Arterielle Hypertonie	32
3.2.6.	Störungen der Gerinnung und Fibrinolyse	33
3.2.7.	Kardiovaskuläre Erkrankungen	33
3.2.8.	Endokrine Veränderungen	34
3.2.9.	Atemwegserkrankungen	35
3.2.10.	Erkrankungen des Bewegungsapparats	35
3.2.11.	Maligne Erkrankungen	35
3.2.12.	Gastrointestinale Erkrankungen	35
3.2.13.	Psychosoziale Konsequenzen der Adipositas	35
3.2.14.	Adipositas und Lebenserwartung	36
3.3.	Literatur	36

4.	Was kostet die Adipositas in Deutschland? (H. Heseker)	40
4.1.	Die Kosten ernährungsabhängiger Krankheiten	40
4.1.1.	Methodik der Kostenschätzung	40
4.2.	Kosten der Adipositas ohne Berücksichtigung von Komorbiditäten	41
4.3.	Morbidität und Beschwerden bei Adipositas	42
4.4.	Kosten der Adipositas unter Berücksichtigung von Komorbiditäten	43

4.5.	Internationaler Kostenvergleich	45
4.6.	Literatur	45

5. Welche Diagnostik ist beim adipösen Patienten erforderlich? (J.G. Wechsler) 48

5.1.	Anamnese bei Adipositas	48
5.2.	Körperliche Untersuchung	48
5.3.	Laboruntersuchungen	48
5.4.	Erweiterte Diagnostik	49
5.5.	Endokrine Ursachen	49
5.6.	Bestimmung der Körperzusammensetzung	49
5.7.	Schlußfolgerung	51
5.8.	Literatur	51

6. Effektive Adipositastherapie - Motivation als Schlüssel zum Erfolg (A. Ullrich) 54

6.1.	Theoretische Konzepte	54
6.2.	Praktische Umsetzung	55
6.2.1.	Motivation des Patienten	55
6.2.1.1.	Direkte Motivation des Patienten	55
6.2.1.2.	Entwicklung realistischer Ziele	56
6.2.1.3.	Informationen über die Behandlung	57

7. Richtig essen - aber wie? (M. Hausmann, J. Erdmann, V. Schusdziarra) 60

7.1.	Wie sieht Fehl- und Überernährung in der Praxis aus?	61
7.2.	Wieviel darf gegessen werden?	64
7.3.	Kalorienreduktion - aber trotzdem satt werden	66
7.3.1.	Frühstück	67
7.3.2.	Hauptmahlzeiten	70
7.3.2.1.	Warme Hauptmahlzeiten	70
7.3.2.2.	Kalte Hauptmahlzeiten	73
7.3.3.	Zwischenmahlzeiten, Snacks und Süßigkeiten	73
7.3.4.	Desserts und Kuchen	75
7.3.5.	Fertiggerichte	76
7.3.6.	Light-Produkte	76
7.3.7.	Getränke	76
7.4.	Einkaufstips	78
7.5.	Spezielle Ernährungsbedingungen	79
7.5.1.	Kantine	79
7.5.2.	Restaurant	79
7.6.	Literatur	79

8. Psychologische Komponenten der Adipositastherapie (A. Ullrich) 82

8.1.	Rückfallprophylaxe	84
8.2.	Literatur	84

9. Körperliche Aktivität in der Adipositastherapie (C. Vögele) — 88

- 9.1. Einleitung — 88
- 9.2. Physiologische Effekte körperlicher Aktivität — 88
  - 9.2.1. Die Bedeutung von Sport und Bewegung für Gewichtsverlust und Gewichtsstabilisierung — 88
  - 9.2.2. Hormonelle Prozesse — 90
  - 9.2.3. Kardiorespiratorische Effekte — 90
  - 9.2.4. Grundumsatz — 90
- 9.3. Sportwissenschaftliche Grundlagen — 91
  - 9.3.1. Ausdauer- und Kraftsport — 91
  - 9.3.2. Trainingsintensität — 91
  - 9.3.3. Gezielte Reduktion von Fettpolstern? — 92
  - 9.3.4. Empfohlene Sportarten — 92
    - 9.3.4.1. Training der Herz-Kreislauf-Ausdauerleistungsfähigkeit — 93
    - 9.3.4.2. Gymnastik - Training der Muskelkraftausdauer und Flexibilität — 94
    - 9.3.4.3. Trainigsprogramm oder Steigerung der Allltagsaktivität? — 94
- 9.4. Psychologische Grundlagen — 95
  - 9.4.1. Adipöse und Sport — 95
  - 9.4.2. Extrinsische und intrinsische Motive — 95
  - 9.4.3. Motivierung — 96
- 9.5. Anhang — 97
- 9.6. Literatur — 98

10. Pharmakotherapie - der Traum vom Wunder? (R.R. Schick) — 102

- 10.1. Einleitung — 102
- 10.2. Zentral wirksame Pharmaka — 102
  - 10.2.1. Katecholaminerge Substanzen — 102
  - 10.2.2. Serotoninerge Substanzen — 103
- 10.3. Hemmer der Nahrungsassimilation — 103
- 10.4. Langzeitergebnisse der medikamentösen Adipositastherapie — 104
- 10.5. Schlußbemerkung — 104

11. Therapie bei Kindern - Das besondere Problem (K. Zwiauer) — 108

- 11.1. Einleitung — 108
- 11.2. Ziele der Behandlung — 108
- 11.3. Verhaltenstherapie — 110
- 11.4. Potentielle Gefahren und negative Effekte von diätetischen Manipulationen — 113
- 11.5. Sport und körperliche Aktivität — 113
- 11.6. Behandlungsstrategien — 115
- 11.7. Chirurgische Therapie — 116
- 11.8. Pharmakologische Therapie — 116
- 11.9. Literatur — 117

12. Operative Therapie der extremen Adipositas - die einzige sinnvolle Langzeittherapie? (B. Husemann) — 120

- 12.1. Chirurgische Techniken — 120
- 12.1.1. Plastisch-chirurgische Eingriffe — 120
- 12.1.2. Eingriffe zur Gewichtsreduktion — 121
- 12.1.2.1. Methoden der Malabsorption - Jejunoileostomie — 121
- 12.1.2.2. Operationen am Magen — 122
- 12.1.3. Magenstimulierung (Gastric Pacing) — 124
- 12.1.4. Postoperative Komplikationen — 125
- 12.2. Konsequenzen für den operierten Patienten — 125
- 12.2.1. Folgen nach malabsorptiven Verfahren — 125
- 12.2.2. Konsequenzen nach Eingriffen am Magen — 126
- 12.3. Indikation und Kontraindikation zum chirurgischen Vorgehen — 126
- 12.4. Ergebnisse — 128
- 12.5. Langfristige Folgen nach chirurgischer Adipositastherapie — 130
- 12.6. Anforderungen und Wunschvorstellungen für die chirurgische Therapie — 132

13. Anhang Fett-Tabelle — 136

- 13.1. Brot, Getreide, Getreideprodukte — 136
- 13.2. Brotaufstriche — 137
- 13.3. Wurstwaren — 137
- 13.4. Fleisch — 138
- 13.5. Fisch/Fischwaren — 139
- 13.6. Fette und Eier — 140
- 13.7. Kartoffeln und Kartoffelgerichte — 140
- 13.8. Obst und Gemüse — 140
- 13.9. Milch- und Milchprodukte — 141
- 13.10. Nüsse und Samen — 142
- 13.11. Süßwaren und Knabbereien — 143
- 13.12. Speiseeis — 144
- 13.13. Backwaren — 144
- 13.14. Essen außer Haus — 145
- 13.15. Essen bei Mc Donald´s — 146
- 13.16. Getränke — 146
- 13.17. Literatur — 146

Index — 147

Gene - Praktische Relevanz bei der Adipositas

1. Gene - Praktische Relevanz bei der Adipositas

Welche praktische Relevanz kann ein Gen oder ein genetischer Mechanismus für die Behandlung einer Adipositas haben?

Im folgenden wird zunächst der Stand der rezenten molekulargenetischen Erforschung des Phänotyps Adipositas skizziert. Daran anschließend wird die praktische Relevanz im klinischen Alltag diskutiert.

1.1. Einleitung

In den letzten beiden Jahrzehnten hat die Erforschung zahlreicher monogener Erkrankungen mittels molekulargenetischer Methoden über die Identifikation der Gene und der jeweiligen Mutation(en) Einblicke in die Pathogenese dieser Erkrankungen ermöglicht. Mit dieser Entwicklung ist die Hoffnung verbunden, spezifischere Therapien entwickeln zu können.

> Viel häufiger als die monogenen sind die sogenannten komplexen Erkrankungen, wie auch die Adipositas, deren Ätiologie multifaktoriell ist. Dies impliziert, daß neben genetischen Faktoren Umwelteinflüsse an der Entstehung und dem Verlauf einer derartigen Erkrankung beteiligt sind.

Die genetischen Mechanismen sind in aller Regel komplex und deshalb nur schwer zu identifizieren. Das Körpergewicht kann als quantitativer Phänotyp aufgefaßt werden. Mit Hilfe des Body-Mass-Index (BMI, gemessen in Gewicht in kg/(Körpergröße in m)^2) können die verschiedenen Gewichtsklassen definiert werden, wobei Adipositas vereinfacht als das obere Ende der BMI-Verteilung gesehen werden kann. Auch die 85. und 95. BMI-Altersperzentile können zur Definition einer Adipositas bzw. einer extremen Adipositas herangezogen werden (Hebebrand et al., 1994). Für das Kindes- und Jugendalter sollen die 90. und 97. Perzentile für die Abgrenzung von Übergewicht bzw. Adipositas herangezogen werden (Kromeyer-Hauschild et al., 2001).

Erste Einblicke in die Mechanismen der Gewichtsregulation konnten in den letzten Jahren mit Hilfe der modernen Molekularbiologie und -genetik gewonnen werden (Hebebrand et al., 1995a, b, 1996, 1998, 2001).

1.1.1. Formalgenetische Befunde

Zwillings-, Adoptions- und Familienstudien legen eine genetische Komponente beim Phänotyp Körpergewicht bzw. Adipositas nahe (Bouchard et al., 1993, Hebebrand et al., 1995a,b, 2001). Die resultierenden Heritabilitätsschätzungen sind allerdings uneinheitlich. Aufgrund von Zwillingsstudien können genetische Faktoren ca. 60-80 % der Varianz des BMI erklären (Stunkard et al., 1990). Auch Adoptionsstudien legen nahe, daß das gemeinsame Aufwachsen keinen oder allenfalls einen geringen Einfluß auf den BMI hat (Stunkard et al., 1986). Familienstudien haben gezeigt, daß die Eltern-Kind-Korrelationen für den BMI bei ca. 0,1 bis 0,3 liegen (Bouchard et al., 1993, Hebebrand et al., 2001). Komplexen Modellberechnungen von Bouchard und Mitarbeitern zufolge sind beispielsweise nur 5 % der Varianz des BMI genetisch bedingt (Bouchard et al., 1993).

1.1.2. Molekulargenetische Untersuchungen

Die Regulation des Körpergewichtes ist ein komplexer Vorgang, der durch viele verschiedene periphere und zentrale Prozesse gesteuert wird. Die Modellvorstellungen zur Gewichtsregulation haben sich gerade in jüngster Vergangenheit durch die Klonierung relevanter Gene fortentwickelt. Will man sich den genetischen Mechanismen nähern, bieten sich zwei Wege an:

- Gene, deren Beteiligung am Phänotyp Adipositas aufgrund von pharmakologischen, biochemischen, genetischen, und/oder physiologischen Überlegungen denkbar ist, werden für den *Kandidatengenansatz* herangezogen (zur Übersicht ☞ auch z.B. Rankinen et al., 2002). Grundsätzlich geht man davon aus, daß die Regelkreise bei Nagern, bzw. anderen Säugern und Menschen relativ ähnlich sind. Hinweise auf Kandidatengene werden somit anhand von tierexperimentellen Untersuchungen und von Untersuchungen am Menschen gefunden (☞ Kap. 1.2)

- Bei einem systematischen und annahmefreien *Genomscreen* wird mittels Mikrosatellitenmarkern die gleichmäßig (im Abstand von ca. 10 centi Morgan) über das gesamte Genom verteilt sind, nach Hauptgenen gesucht, die den untersuchten Phänotyp beeinflussen (☞ Kap. 1.3)

1.2. Kandidatengenansatz

1.2.1. Tierexperimentelle Befunde

Anhand von tierexperimentellen Befunden lassen sich Einblicke in die komplexe Regulation des Körpergewichts erhalten. Sowohl polygene, wie auch monogene Modelle helfen, den komplexen, zum Teil miteinander verwobenen Regelkreisen auf die Spur zu kommen.

1.2.1.1. Polygene Tiermodelle

Polygene Tiermodelle könnten zur Identifizierung von Genen beitragen, die nur einen geringen Beitrag zur Adipositas leisten (Pomp, 1997). Mittels chromosomaler Kartierung von sogenannten 'quantitative trait loci' (QTL; Demenais et al., 1988) können Gene in diesen Tieren lokalisiert werden. Bei Mäusen sind derzeit über 25 QTL bekannt, die mutmaßlich für die Gewichtsregulation relevant sind. Dabei kann jeweils ein bestimmter prozentualer Anteil einer definierten phänotypischen Varianz (z.B. prozentuale Fettmasse) mit dem entsprechenden QTL erklärt werden (Übersicht in: Rankinen et al., 2002). Zudem können spezifische Umweltfaktoren mitberücksichtigt werden. So wurden drei chromosomale Regionen identifiziert, die für die Entwicklung von Übergewicht bei fettreicher Diät verantwortlich sind. Insgesamt zeigen diese Befunde, daß verschiedene Erbanlagen der Maus an der Gewichtsregulation beteiligt sind.

1.2.1.2. Monogene rezessive Formen der Adipositas bei der Maus

Die molekulargenetische Erforschung der Adipositas hat anhand monogener Formen bei der Maus einen erheblichen Auftrieb erhalten. Dies gilt insbesondere für das sogenannte *obese* oder Leptingen (Zhang et al., 1994). Alle den fünf monogenen Formen der Adipositas bei Mäusen zugrunde liegenden Mutationen konnten mittlerweile molekulargenetisch aufgeklärt werden (Hinney et al., 1997a).

Die Klonierung des *obese*- oder Leptingens (Zhang et al., 1994) hat zur Identifizierung wichtiger Regulationssysteme geführt. Leptin wird hauptsächlich in Fettzellen synthetisiert und in die Blutbahn sezerniert (Considine et al., 1996; Zhang et al., 1994). Die Serumleptinspiegel korrelieren mit dem BMI. Der "Sättigungsfaktor" Leptin beeinflußt über die Bindung an zentral und peripher exprimierte Leptinrezeptoren unter anderem Energieaufnahme, Energieverbrauch, Reproduktion und Hämatopoese. Dem Phänotyp der *obese*-Maus können zwei verschiedene Mutationen zugrunde liegen, die in beiden Fällen die Bildung biologisch aktiven Leptins verhindern. Somit lassen sich die phänotypischen Merkmale der *obese*-Maus (Adipositas, Hyperphagie, Hypothermie, Infertilität) erklären.

Das Gen, das in mutierter Form für den Phänotyp der *diabetes*-Maus verantwortlich ist, kodiert für den Leptinrezeptor (Hinney et al., 1997a; Tartaglia et al., 1995). Das Leptinrezeptorgen wird zentral im Hypothalamus, in anderen Hirnarealen und in der Peripherie (unter anderem Leukozyten, Lunge, Niere, Ovar, Fettgewebe) exprimiert. Eine lange Variante des Leptinrezeptors, die im Hypothalamus exprimiert ist und der *diabetes*-Maus fehlt, hat die Fähigkeit zur Signaltransduktion.

1.2.1.3. Transgenes Tiermodell

Im Gegensatz zu den durch Spontanmutationen entstandenen monogenen Mausmodellen sind in den transgenen Tieren gezielt zentral und/oder peripher exprimierte Gene unterbrochen worden, um Einsichten über deren Beteiligung an der Gewichtsregulation zu gewinnen. Es existieren derzeit eine Fülle dieser transgenen Mausmodelle zur Adipositas. So führt beispielsweise eine Melanokortin 4-Rezeptor-Defizienz zur Adipositas (Huszar et al., 1997). Huszar et al. beobachteten bei den transgenen Tieren ein erhöhtes Körpergewicht und ein verstärktes Längenwachstum. Bei den weiblichen Tieren war dieser Effekt stärker als bei den männlichen. Heterozygote Tiere lagen phänotypisch zwischen defizienten und wildtypischen Tieren. Die Autoren schlossen daher auf eine kodominant vererbte Form der Adipositas. Es gibt auch unerwartete Resultate. So zeigt die Maus, die kein Appetit-stimulierendes Neuropeptid Y bilden kann, ein normales Gewicht und kaum phänotypische Auffälligkeiten (Erickson et al., 1996).

1.2.2. Befunde beim Menschen

1.2.2.1. Monogene rezessive Formen der Adipositas beim Menschen

Beim Menschen sind bislang vier autosomal rezessive Formen der Adipositas bekannt. So führen Mutationen im

- Leptin-Gen
- Leptinrezeptor-Gen
- Prohormon-Convertase I (*PC-I*)-Gen und
- Proopiomelanocortin-Gen (*POMC*)

zur frühmanifesten und extremen Adipositas.

Bei allen vier Formen ist festzuhalten, daß neben der Adipositas, die offenbar in allen Fällen mit auf eine Hyperphagie zurückzuführen ist, weitere klinische Auffälligkeiten zu verzeichnen sind.

Sowohl die monogenen Tiermodelle als auch die humanen monogenen Formen der Adipositas haben einen Einblick in die komplexen Regulationssysteme liefern können. Alle bislang bekannten humanen Formen rezessiv bedingter Adipositas kommen offenbar extrem selten vor (Hinney et al., 1997b, 1998a). Somit können sie keinesfalls einen substantiellen Anteil der Adipositas erklären, die in der Regel auch nicht mit anderen pathognomonisch relevanten endokrinologischen Auffälligkeiten einhergeht. Dies verdeutlicht, daß eine enge Zusammenarbeit von Klinikern, Molekulargenetikern und Endokrinologen unabdingbar ist. Exemplarisch werden im folgenden die Mutationen im Leptin- und Leptinrezeptorgen dargestellt:

■ Leptin-Gen

Bei Cousin und Cousine blutsverwandter Eltern aus einer pakistanischen Familie wurde homozygot eine funktionell relevante Mutation im Leptingen gefunden (Montague et al., 1997). Die Betroffenen waren über einen stark erniedrigten Serumleptinspiegel identifiziert worden. Die extreme Adipositas, die auch auf einer ausgeprägten Hyperphagie beruht, zeichnete sich schon in den ersten Lebensmonaten ab. So hatte das Mädchen bereits im Alter von acht Jahren ein Körpergewicht von 86 kg (Körperlänge 137 cm). Die heterozygoten Eltern waren phänotypisch unauffällig. Die Mutation führt zu einem verkürzten Leptin, das nicht in die Blutbahn gelangt. 1997 konnte somit erstmals der Beweis erbracht werden, daß extreme nicht-syndromale Adipositas beim Menschen monogen bedingt sein kann (Montague et al., 1997). Eine zweite funktional relevante Mutation wurde bei einem jugendlichen und zwei erwachsenen Kindern blutsverwandter Eltern identifiziert (Strobel et al., 1998). Auch hier finden sich extrem niedrige Leptinspiegel bei den homozygoten Mutationsträgern. Bei den erwachsenen homozygoten Trägern der Mutation zeigte sich ein hypothalamischer Hypogonadismus (z.B. eine primäre Amenorrhoe bei der weiblichen Patientin), wodurch eine maßgebliche Beteiligung des Leptins an der reproduktiven Funktion des Menschen impliziert wird (Strobel et al., 1998). Die beiden Mutationen konnten bei bis zu 388 extrem adipösen deutschen Kindern und Jugendlichen nicht gefunden werden (Hinney et al., 1997b; 1998b), so daß davon ausgegangen werden kann, daß es sich um, zumindest in Deutschland, selten vorkommende Mutationen handelt.

Die exogene Applikation von Leptin bei Menschen mit Leptindefizienz führt zu einer Normalisierung des Eßverhaltens, einem Gewichtsverlust - insbesondere einer Abnahme der Fettmasse - und einer Normalisierung der Hypothalamus-Hypophysen-Gonaden-Achse. Mittlerweile liegen hierzu mehrjährige Erfahrungen vor (Farooqi et al., 2002).

■ Leptin-Rezeptorgen

Nachdem, ähnlich wie beim Leptingen, Kopplungsstudien und systematische Mutationssuchen (z.B. Roth et al.,1998) am Leptinrezeptorgen zu uneinheitlichen Ergebnissen geführt hatten, konnte 1998 die erste relevante Mutation im Leptinrezeptorgen, die zu einem verkürzten, funktionslosen Rezeptormolekül führt, beschrieben werden (Clement et al., 1998). Bei homozygoten Trägern dieser Mutation wurden neben einer früh manifesten extremen Adipositas und fehlender Pubertätsentwicklung, stark erhöhte Leptinspiegel beobachtet.

1.2.2.2. Monogene dominante Form der Adipositas beim Menschen

1998 wurde erstmals eine autosomal dominante Form der Adipositas abgegrenzt. Als ursächlich hierfür wurden bislang verschiedene Mutationen im Melanocortin 4-Rezeptorgen (*MC4R*) identifiziert. Diese Form der Adipositas geht nicht mit Infertilität oder anderen einfach erfaßbaren phänotypischen Auffälligkeiten einher (Vaisse et al., 1998, 2001; Yeo et al., 1998; Hinney et al., 1999, Farooqi et al., 2001). Mittlerweile sind über 40 verschiedene Mutationen im MC4R identifiziert worden, die in den meisten Fällen entweder zu einem vollständigen oder teilweisen Funktionsverlust des Rezeptors führen. Ca. 2-3 % aller Kinder, Jugendlichen und Erwachsenen mit einer extremen Adipositas weisen derartige Mutationen auf.

Die erweiterten Familienstammbäume der Träger der Haploinsuffizienz-Mutationen werden momentan untersucht (Sina et al., 1999; Dempfle et al., in Vorbereitung). Mutationsträger sind im Durchschnitt ca. 15 kg schwerer als Familienangehörige mit dem Wildtypgenotyp. Es wird allgemein davon ausgegangen, daß funktionell relevante Mutationen im *MC4R* eine autosomal dominant vererbte Form der Adipositas bedingen.

1.3. Genomscreen

Wem diese Suche nach "der Stecknadel im Heuhaufen" oder der Kandidatengenansatz zu ineffizient erscheint, der begibt sich auf die Suche nach bislang unbekannten Genen und verwendet dazu initial einen Genomscreen. Es handelt sich dabei um ein systematisches und annahmefreies Verfahren (Übersicht in: Lander und Kruglyak; 1995). Weltweit haben unabhängig voneinander einzelne Gruppen außerordentlich erfolgreich Genomscreens zu Adipositas bzw. zu davon abhängigen Phänotypen im Erwachsenenalter durchgeführt bzw. initiiert.

Schon bei der Untersuchung kleinerer Studiengruppen konnten Kopplungsbefunde erzielt werden. Hervorzuheben ist, daß einzelne Gruppen diese Befunde unabhängig und ohne Kenntnis voneinander replizieren konnten. So haben mindestens jeweils zwei Gruppen die mutmaßlich gleichen Regionen identifizieren können auf den Chromosomenabschnitten: 1q32 (Kanada: Chagnon et al. 1997; USA: Lee et al., 1999), 2p21 (USA: Comuzzie et al., 1997; Frankreich: Hager et al., 1998), 10p (Frankreich: Hager et al; 1998; USA: Lee et al., 1999) und 20q13 (USA: Lembertas et al., 1997; Lee et al., 1999). Der Genomscreen erlaubt die Identifizierung chromosomaler Regionen, auf denen mutmaßlich Gene liegen, die in mutierter Form den Phänotyp Adipositas mitbedingen.

Hager und Mitarbeiter (1998) konnten mit dem Geschwisterpaar-Ansatz einen Hauptgenort für Adipositas auf Chromosom 10 identifizieren. Sie untersuchten 158 Kernfamilien (insgesamt 514 Individuen) mittels 380 Mikrosatellitenmarkern auf Kopplung. Die Einschlußkriterien waren: Indexproband mit einem BMI > 40 kg/m^2 und mindestens ein übergewichtiges Geschwisterkind mit einem BMI > 27 kg/m^2.

Mittlerweile sind auf den meisten Chromosomen Kopplungsbefunde für Adipositas bzw. assoziierte Phänotpyen erzielt worden (Rankinen et al., 2002). Es ist lediglich eine Frage der Zeit, bis die ersten relevanten Gene in diesen Regionen identifiziert werden. Nicht ausgeschlossen erscheint es, daß in den Kopplungsregionen mehrere Gene zu den sogenannten Peaks beitragen.

1.4. Bedeutung der molekulargenetischen Befunde für die klinische Praxis

Die oben beschriebenen rezessiven und dominanten Formen der Adipositas beim Menschen dürfen nicht darüber hinweg täuschen, daß es sich jeweils um seltene Varianten handelt. Andererseits kann für den MC4R erstmalig davon ausgegangen werden, daß tatsächlich ein meßbarer Prozentsatz an adipösen bis extrem adipösen Individuen genetisch für ihr hohes Gewicht prädisponiert ist. Damit ist das bis heute noch vielfach gehörte Vorurteil einer rein durch ‚schwachen Willen' ausgelösten Adipositas in Frage zu stellen.

Die molekulargenetischen Befunde vermitteln einen ersten punktuellen Einblick in die komplexe Regulation des Körpergewichtes. An jeder Stelle dieses Regelwerkes kann der Ausfall eines Bausteines (Genproduktes) zur Entgleisung des gesamten Mechanismus führen (z.B. Leptin defiziente Individuen; Montague et al., 1997; Stobel et al., 1998). Die Tiermodelle lehren uns aber auch, daß einige der Regelkreise redundant abgesichert sind. So bliebt bei manchen transgenen Tieren (z.B. Neuropeptid Y defiziente Maus; Erickson et al., 1996) eine phänotypische Veränderung weitgehend aus.

An die genetische Ursachenforschung knüpft sich auch bei der Adipositas die Hoffnung, geeignete Therapien entwickeln zu können. Im Fall der Leptindefizienz konnte durch Leptingabe die Adipositas "geheilt" werden, es resultierte eine Gewichtsabnahme von ca. einem kg/Monat. Dennoch ist es nicht für jede der beschriebenen monogenen Formen der Adipositas beim Menschen möglich oder denkbar eine pharmakologische Behandlung durchzuführen. Mit Hilfe des Genomscreens können möglicherweise Mutationen in einem oder mehreren Genen identifiziert werden, die eine Prädisposition zur Adipositas bei einem größeren Prozentsatz (ca. 25-30 %) der adipösen Probanden bedingen. Eine pharmakologische Therapiemöglichkeit kann, muß aber nicht resultieren.

Über die Konsequenzen dieser Entwicklung für Versicherungsgesellschaften, Arbeitgeber und nicht zuletzt die adipösen Betroffenen kann nur spekuliert werden. So ist es denkbar, daß sich das Wissen um eine genetische Prädisposition zur Adipositas beim Abschluß einer privaten Krankenversicherung oder einer Lebensversicherung negativ auswirkt. Möglicherweise sind aber auch benigne Formen der Adipositas prognostizierbar, die nicht mit einem erhöhten Risiko für die häufigsten Folgeerkrankungen (z.B. Diabetes mellitus Typ 2, Hypertonie) einhergehen. Individuen mit solchen Mutationen wären potentiell von den genannten Versicherern günstiger einzustufen als Adipöse ohne genetische Prädisposition. Bislang werden nur bei solchen Individuen genetische Screens durchgeführt, die bereits adipös sind, deren Aufnahme bei den genannten Versicherungen bereits von ihrer Adipositas beeinflußt ist. Denkbar ist es aber, daß bei Bekanntwerden von Mutationen, die einen größeren Anteil der phänotypischen Varianz erklären können, viele, auch normalgewichtige und schlanke, Personen eine genetische Testung verlangen werden. Die Folgen einer solchen Entwicklung sind momentan noch nicht absehbar.

Zusammenfassend kann man sagen, daß die genetischen Mechanismen der Adipositasentstehung komplex sind und wahrscheinlich in den nächsten Jahren weiter entschlüsselt werden können. Mit dem Verständnis der Mechanismen wird mutmaßlich eine Subgruppenbildung innerhalb der adipösen Probanden möglich und die Therapie (z.B. pharmakologisch, somatisch und psychisch) kann individuell besser an die Bedürfnisse angepaßt werden.

1.5. Literatur

1. Bouchard C, Perusse L. Genetic aspects of obesity. Ann N Y Acad Sci 1993, 699:26-35

2. Chagnon YC, Perusse L, Lamothe M, Chagnon M, Nadeau A, Dionne FT, Gagnon J, Chung WK, Leibel RL, Bouchard C. Suggestive linkages between markers on human 1p32-p22 and body fat and insulin levels in the Quebec Family Study. Obes Res 1997, 5:115-121

3. Clement K, Vaisse C, Lahlou N, Cabrol S, Pelloux V, Cassuto D, Gourmelen M, Dina C, Chambaz J, Lacorte JM, Basdevant A, Bougneres P, Lebouc Y, Froguel P, Guy-Grand B. A mutation in the human leptin receptor gene causes obesity and pituitary dysfunction. Nature 1998, 392:398-401

4. Comuzzie AG, Hixson JE, Almasy L, Mitchell BD, Mahaney MC, Dyer TD, Stern MP, MacCluer JW, Blangero J. A major quantitative trait locus determining serum leptin levels and fat mass is located on human chromosome 2. Nat Genet 1997, 15:273-276

5. Considine RV, Sinha MK, Heiman ML, Kriauciunas A, Stephens TW, Nyce MR, Ohannesian JP, Marco CC, McKee LJ, Bauer TL, Caro JF. Serum immunoreactive-leptin concentrations in normal-weight and obese humans. N Engl J Med 1996, 334:292-295

6. Demenais F, Lathrop GM, Lalouel JM. Detection of linkage between a quantitative trait and a marker locus by the lod score method: sample size and sampling considerations. Ann Hum Genet 1988, 52:237-246

7. Erickson JC, Clegg KE, Palmiter RD. Sensitivity to leptin and susceptibility to seizures of mice lacking neuopeptide Y. Nature 1996, 381: 415-418

8. Farooqi IS, Yeo GS, Keogh JM, Aminian S, Jebb SA, Butler G, Cheetham T, O'Rahilly S. Dominant and recessive inheritance of morbid obesity associated with melanocortin 4 receptor deficiency. J Clin Invest. 2000; 106: 271-9

9. Farooqi IS, Matarese G, Lord GM, Keogh JM, Lawrence E, Agwu C, Sanna V, Jebb SA, Perna F, Fontana S, Lechler RI, DePaoli AM, O'Rahilly S. Beneficial effects of leptin on obesity, T cell hyporesponsiveness, and neuroendocrine/metabolic dysfunction of human congenital leptin deficiency. J Clin Invest. 2002; 110: 1093-103.

10. Hager J, Dina C, Francke S, Dubois S, Houari M, Vatin V, Vaillant E, Lorentz N, Basdevant A, Clement K, Guy-Grand B, Froguel P. A genome-wide scan for human obesity genes reveals a major susceptibility locus on chromosome 10. Nat Genet 1998, 20:304-308

11. Hebebrand J, Heseker H, Himmelmann GW, Schäfer H, Remschmidt H. Percentiles for the body mass index based on data of the German national nutrition survey and a review of relevant factors with an influence on body weight. Aktuelle Ernährungsmedizin 1994, 19:259-265

12. Hebebrand J, Remschmidt H. Genetische Aspekte der Adipositas. Adipositas 1995a, 9:20-24

13. Hebebrand J, Remschmidt H. Das Körpergewicht unter genetischen Aspekten. Medizinische Klinik 1995b, 7:403-410

14. Hebebrand J, Barth N, Coners H, Remschmidt H (1996) Genetische Aspekte des Körpergewichts. In: Gabriele Spies & Christoph Kröger (Hrsg.) Verhaltenstherapie und Übergewicht Praxis der Verhaltenstherapie 31. Baltmannsweiler: Schneider Verl. Hohengehren, 98-110

15. Hebebrand J, Hinney A, Roth H, Ziegler A. Genetische Aspekte der Adipositas. In: J Wechsler (ed) Adipositas. Ex Libris Roche. Blackwell Verlag, 1998, 105-118

16. Hebebrand J, Hinney A, Oeffner F (2001) Molekulare Grundlagen der Adipositas. In Ganten D, Ruckpaul K (Hrsg.): *Molekularmedizinische Grundlagen von Endokrinopathien.* Springer-Verlag S. 387-426

17. Hinney A, Rosenkranz K, Roth H, Hebebrand J. Gene, in denen Mutationen Mäuse und möglicherweise Menschen dick machen. Adipositas 1997a, 13:6-12

18. Hinney A, Bornscheuer A, Depenbusch M, Mierke B, Tölle A, Mayer H, Siegfried W, Remschmidt H, Hebebrand J. Absence of leptin deficiency mutation in extremely obese German children and adolescents, Int J Obes Relat Metab Disord 1997b, 21:1190

19. Hinney A, Becker I, Heibült O, Nottebom K, Schmidt A, Ziegler A, Mayer H, Siegfried W, Blum WF, Remschmidt H, Hebebrand J. Systematic mutation screening of the pro-opiomelanocortin gene: Identification of several genetic variants including three different insertions, one nonsense and two missense point mutations in probands of different weight extremes. J Clin Endocrinol Metab 1998a, 83:3737-3741

20. Hinney A, Bornscheuer A, Depenbusch M, Mierke B, Tölle A, Middeke K, Ziegler A, Roth H, Gerber G, Zamzow K, Ballauff A, Hamann A, Mayer H, Siegfried W, Lehmkuhl G, Poustka F, Schmidt MH, Hermann H, Herpertz-Dahlmann BM, Fichter M, Remschmidt H, Hebebrand J. No evidence for involvement of the leptin gene in anorexia nervosa, bulimia nervosa, underweight or early onset extreme obesity: Identification of two novel mutations in the coding sequence and a novel polymorphism in the leptin gene linked upstream region. Molecular Psychiatry. 1998b, 3:539-543

21. Hinney A, Schmidt A, Nottebom K, Heibült O, Becker I, Ziegler A, Gerber G, Sina M, Görg T, Mayer H, Siegfried W, Fichter M, Remschmidt H, Hebebrand J. Several mutations in the melanocortin-4 receptor gene including a nonsense and a frameshift mutation associated with dominantly inherited obesity in humans, J Clin Endocrinol Metab 1999, 84:1483-1486

22. Huszar D, Lynch CA, Fairchild-Huntress V, Dunmore JH, Fang Q, Berkemeier LR, Gu W, Kesterson RA, Boston BA, Cone RD, Smith FJ, Campfield LA, Burn P, Lee F.Targeted disruption of the melanocortin-4 receptor results in obesity in mice. Cell 1997, 88:131-141

23 Kromeyer-Hauschild K, Wabitsch M, Geller F, Ziegler A, Geiß H C, Hesse V, Hippel v, Jäger U, Johnsen D, Kiess W, Korte W, Kunze D, Menner K, Müller M, Niemann-Pilatus A, Remer Th, Schäfer F, Wittchen H U, Zabransky S, Zellner K, Hebebrand J (2001) Perzentile für den Body-mass-Index für das Kindes- und Jugendalter unter Heranziehung verschiedener deutscher Stichproben. Monatsschrift Kinderheilkunde 149: 807-818

24. Lander E, Kruglyak L. Genetic Dissection of Complex Traits: Guidelines for Interpreting and Reporting Linkage Results. Nat Genet 1995, 11:241-247

25. Lee JH, Reed DR, Li WD, Xu W, Joo EJ, Kilker RL, Nanthakumar E, North M, Sakul H, Bell C, Price RA. Genome scan for human obesity and linkage to markers in 20q13. Am J Hum Genet 1999, 64:196-209

26. Lembertas AV, Perusse L, Chagnon YC, Fisler JS, Warden CH, Purcell-Huynh DA, Dionne FT, Gagnon J, Nadeau A, Lusis AJ, Bouchard C Identification of an obesity quantitative trait locus on mouse chromosome 2 and evidence of linkage to body fat and insulin on the human homologous region 20q. J Clin Invest 1997, 100:1240-1247

27. Montague CT, Farooqi IS, Whitehead JP, Soos MA, Rau H, Wareham NJ, Sewter CP, Digby JE, Mohammed SN, Hurst JA, Cheetham CH, Earley AR, Barnett AH, Prins JB, O'Rahilly S. Congenital leptin deficiency is associated with severe early-onset obesity in humans. Nature 1997, 387: 903-908

28. Pomp D. Genetic dissection of obesity in polygenic animal models. Behav Genet 1997, 27:285-306

29. Rankinen T, Perusse L, Weisnagel SJ, Snyder EE, Chagnon YC, Bouchard C. The human obesity gene map: the 2001 update. Obes Res. 2002; 10:196-243. Review.

30. Roth H, Korn T, Rosenkranz K, Hinney A, Ziegler A, Kunz J, Siegfried W, Mayer H, Hebebrand J, Grzeschik KH. Transmission disequilibrium and sequence variants at the leptin receptor gene in extremely obese German children and adolescents. Hum Genet 1998,103:540-546

31. Sina M, Hinney A, Ziegler A, Neupert T, Mayer H, Siegfried W, Blum WF, Remschmidt H, Hebebrand J. Phenotype associated with autosomal dominant obesity due to haplo-insufficiency mutations in the melanocortin-4 receptor gene. 1999; Am J Hum Genet 65: 1501-1507

32. Strobel A, Issad T, Camoin L, Ozata M, Strosberg AD. A leptin missense mutation associated with hypogonadism and morbid obesity. Nat Genet 1998, 18:213-215

33. Stunkard AJ, Harris JR, Pedersen NL, Mcclearn GE. The body-mass index of twins who have been reared apart. N Engl J Med 1990, 322:1483-1487

34. Stunkard AJ, Sorensen TIA, Hanis C, Teasdale TW, Chakraborty R, Schull WJ, Schulsinger F. An adoption study of human obesity. New Eng J Med 1986, 314:193-198

35. Tartaglia LA, Dembski M, Wenig X, Deng NH, Culpepper J, Devos R, Richards GJ, Campfield LA, Clark FT, Deeds J, Muir C, Sanker S, Moriarty A, Moore KJ, Smutko JS, Mays GG, Woolf EA, Monroe CA, Tepper RI. Identification and expression cloning of a leptin receptor, OB-R. Cell 1995, 83:1263-1271

36. Vaisse C, Clement K, Guy-Grand B, Froguel P. A frameshift mutation in human MC4R is associated with a dominant form of obesity. Nat Genet 1998, 20:113-114

37. Vaisse C, Clement K, Durand E, Hercberg S, Guy-Grand B, Froguel P. Melanocortin-4 receptor mutations are a frequent and heterogeneous cause of morbid obesity. J Clin Invest. 2000; 106:253-62.

38. Yeo GS, Farooqi IS, Aminian S, Halsall DJ, Stanhope RG, O'Rahilly S. A frameshift mutation in MC4R associated with dominantly inherited human obesity. Nat Genet 1998, 20:111-112

39. Zhang Y, Proenca R, Maffei M, Barone M, Leopold L, Friedman JM. Positional cloning of the mouse obese gene and its human homologue. Nature 1994, 372:425-432

Ist Adipositas die Folge einer fehlerhaften Regulation der Nahrungsaufnahme?

2. Ist Adipositas die Folge einer fehlerhaften Regulation der Nahrungsaufnahme?

Adipositas entsteht, wenn die Nahrungs- und damit die Energieaufnahme größer ist als der Energieverbrauch. Dies ermöglicht dem Organismus, überschüssige Energie in Form von Fett als Energiereserve zu speichern. Überschüssige Energie kann grundsätzlich unter zwei Bedingungen entstehen.

- Bei konstanter Nahrungsaufnahme wird der Energieverbrauch eingeschränkt. Energieverbrauch ist bedingt durch den Grundumsatz (Ruhestoffwechsel) sowie durch den Arbeitsumsatz (beruflich und sportlich bedingte körperliche Aktivität)
- Andererseits kann eine positive Energiebilanz bei gleichbleibendem Energieverbrauch durch vermehrte Nahrungsaufnahme entstehen

Es ist eine unumstößliche Tatsache, daß im Laufe dieses Jahrhunderts eine ständige Reduktion des Energieverbrauchs zu verzeichnen ist. Dies ist in erster Linie bedingt durch die zunehmende technische Entwicklung und die damit verbundene Automatisierung von Arbeitsvorgängen, so daß die körperliche Anstrengung im Berufsleben sehr stark reduziert worden ist. Andererseits steht uns heute in den industrialisierten Ländern ständig ein Nahrungsangebot zur Verfügung, das bei weitem die Menge, die wir zur Deckung des Energieverbrauches benötigen, überschreitet. Diese Situation ist allerdings erst seit ungefähr vierzig Jahren gegeben.

Adipositas könnte also ganz einfach die Folge des allgemein verfügbaren Nahrungsüberangebotes sein, indem wir dem seit Jahrmillionen verankerten, lebenserhaltenden Trieb zur Nahrungsaufnahme endlich nachkommen können, was bis vor kurzem auf Grund eines zu geringen Angebotes aber auch auf Grund begrenzter finanzieller Ressourcen nie der gesamten Bevölkerung, sondern immer nur einigen wenigen möglich war. Dafür wäre keine Veränderung der Hunger-/Sättigungsregulation notwendig.

Andererseits könnte aber auch die Regulation von Hunger und Sättigung gestört sein, so daß eine adäquate Begrenzung der Nahrungsaufnahme entfällt. In Anbetracht der drastischen Zunahme der Adipositas in sehr kurzer Zeit, müßte eine derartige Regulationsstörung aber sehr plötzlich und dann auch noch bei einem großen Teil der Bevölkerung eingetreten sein.

Unbestritten ist sicherlich die allgemeine Verfügbarkeit großer Nahrungsmengen, die zudem auch noch durch die entsprechende Nahrungsmitteltechnologie besonders vielfältig und schmackhaft aufbereitet werden. Um die zweite Frage beantworten zu können, nämlich ob eine Störung der Regulation von Hunger und Sättigung vorliegt, ist es erforderlich, die entsprechenden Regulationsmechanismen kurz zu betrachten.

Sättigungssignale entstehen beim Menschen, ähnlich wie bei sehr vielen anderen Spezies, im Magen über den Dehnungsreiz, den die aufgenommene Nahrungsmenge auslöst. Die chemische Zusammensetzung der Nahrung ist an der Aktivierung von Sättigungssignalen auch beteiligt, quantitativ aber von untergeordneter Bedeutung (1). Vom Magen werden die Sättigungssignale über afferente Fasern des Nervus vagus den übergeordneten Regulationszentren im Hypothalamus zugeleitet. Im Hypothalamus werden Neurotransmitter aktiviert, die für die Regulation der Nahrungsaufnahme von Bedeutung sind. Dies sind einmal klassische Neurotransmitter wie Noradrenalin und Serotonin, die beide hemmend auf die Nahrungsaufnahme einwirken, darüber hinaus werden aber eine ganze Reihe von peptidergen Neurotransmittern - wie Cholecystokinin, Glukagon-like-Peptid 1, Bombesin, Neurotensin, vasoaktives intestinales Peptid etc. - aktiviert, die ebenfalls die Nahrungsaufnahme hemmen. Parallel zu diesen inhibitorisch wirksamen Transmittern werden auch Neuropeptide aktiviert, die die Nahrungsaufnahme stimulieren, wie z.B. das Neuropeptid Y, Galanin oder die endogenen Opioide (b-Endorphin, Dynorphin). Letztlich entscheidet das Verhältnis der inhibitorisch und stimulierend wirksamen Neurotransmitter, ob der Hypothalamus Hunger oder Sättigung signalisiert.

Es muß auch betont werden, daß von den insgesamt 30-40 Neurotransmittern, die sehr wahrscheinlich an der Regulation im Hypothalamus beteiligt sind, bisher keine einzige Substanz mit einer herausragenden Bedeutung bekannt ist wie z. B. Insulin für die Regulation des Blutzuckers und des Stoffwechsels.

Zahlreiche Untersuchungen haben gezeigt, daß Sättigungssignale, die im Magen entstehen, nicht nur durch nervale Verbindungen zum Gehirn übermittelt werden, sondern daß gastrointestinale Hormone ebenfalls an der Entstehung von Sättigungssignalen beteiligt sind. Für die bisher bekannten gastrointestinalen Hormone konnte aber eine physiologische Bedeutung nie eindeutig nachgewiesen werden. Vor 2 Jahren wurde ein Peptid - welches den Namen **Ghrelin** erhielt - aus dem Magen von Ratte und Mensch isoliert. Ghrelin stimuliert sowohl nach zentraler als auch peripherer Applikation die Nahrungsaufnahme und ist damit k e i n eigentliches Sättigungshormon. Die ersten Untersuchungen zur Ghrelin-Sekretion haben gezeigt, daß nach kohlenhydratreichen Mahlzeiten der Plasma-Ghrelin-Spiegel abfällt. Mit zunehmender Resorption der Nahrung aus dem Magen-Darm-Trakt steigt der Ghrelin-Spiegel wieder auf Ausgangswerte an. In Zusammenhang mit der die Nahrungsaufnahme stimulierenden Wirkung dieses Hormons geht man davon aus, daß der initiale Abfall des Ghrelin-Spiegels die neural vermittelten Sättigungssignale unterstützt und daß nach einigen Stunden, wenn die Nahrung aus dem Darm resorbiert ist, der Wiederanstieg des Ghrelins erneut Appetit und Hunger signalisiert. Aktuelle Untersuchungen, wie sie in der Abbildung 2.2 dargestellt sind, zeigen den bislang bekannten Abfall des Ghrelin-Spiegels unter Einnahme einer kohlenhydratreichen Mahlzeit (Brot). Wird an Stelle der Kohlenhydrate eine proteinreiche Mahlzeit eingenommen, ist ein Anstieg des Ghrelin-Spiegels zu beobachten. Die parallel erfaßten Angaben bezüglich Hunger und Sättigung im Verlauf der Mahlzeit ergeben jedoch keinen Unterschied zwischen den beiden Testmahlzeiten. Diese Daten weisen darauf hin, daß die Bedeutung des Ghrelins als Sättigungsfaktor nicht so eindeutig ist, wie bisher angenommen. Die Aktivierung neuraler bzw. endokriner Mechanismen scheint offensichtlich auch von der Zusammensetzung der Nahrung stark abhängig zu sein. Diese Wechselwirkungen müssen in nächster Zukunft wissenschaftlich intensiver abgeklärt werden.

Die Regelschleife zwischen dem Gastrointestinaltrakt und dem Hirnstamm wird sehr stark durch kognitive und sensorische Einflüsse, die zunächst über das Großhirn verarbeitet werden, modifiziert. Diese Einflüsse können sehr leicht die basalen Regulationsmechanismen überspielen, und es ist jedem aus der eigenen Erfahrung bekannt, daß trotz eines bereits vorhandenen Sättigungsgefühls bestimmte Reize, die uns guten Geschmack, geringe Kauarbeit etc. signalisieren, ausreichen, um die Nahrungsaufnahme fortzusetzen (☞ Abb. 2.1).

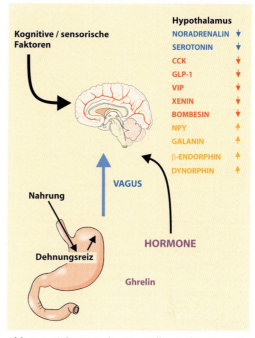

Abb. 2.1: Schematische Darstellung der wesentlichen Mechanismen, die für die Entstehung von Sättigungssignalen wichtig sind. Es gibt Hinweise, daß gastrointestinale Hormone an der Entstehung von Sättigungssignalen auch beteiligt sein können, allerdings ist für die bekannten Hormone eine physiologische Bedeutung bisher nicht gezeigt worden. Ein neuer Aspekt ergibt sich durch das kürzlich im Magen entdeckte Hormon Ghrelin.

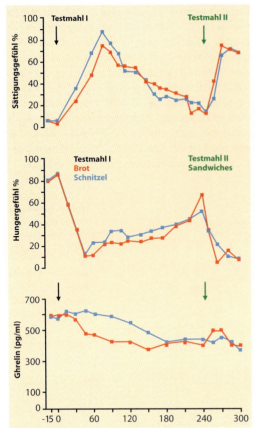

Abb. 2.2: Basale und postprandiale Veränderungen des Plasma-Ghrelinspiegels bei vier normalgewichtigen Probanden. Die Versuchspersonen haben entweder Brot oder Schweineschnitzel gegessen bis zum Eintritt der Sättigung. Das subjektive Hunger- und Sättigungsgefühl während der Versuche ist in den mittleren und oberen Kurven dargestellt. Es zeigt sich, daß nach der kohlenhydratreichen Mahlzeit die Plasma-Ghrelinspiegel abfallen, wähend nach einer sehr eiweißreichen Fleischmahlzeit die Plasma-Ghrelinspiegel ansteigen. Beim Hunger-/Sättigungsgefühl ergeben sich aber keine wesentlichen Unterschiede. Nach vier Stunden wurden den Versuchspersonen Sandwiches vorgesetzt, die sie ebenfalls bis zum Eintreten der Sättigung konsumieren sollten. Bei dieser 2. Mahlzeit zeigen sich keine wesentlichen Unterschiede bei den Plasma-Ghrelinspiegeln.

Leptin ist ein Peptidhormon, das von den Fettzellen produziert wird. Bei bestimmten Mäusen ist der Leptinmangel für deren Adipositas verantwortlich. Bei anderen genetisch adipösen Tiermodellen liegt ein Defekt des Leptinrezeptors vor. Als akuter Sättigungsfaktor kommt Leptin aufgrund der fehlenden postprandialen Sekretionssteigerung nicht in Frage. Die genaue physiologische und pathologische Bedeutung des Leptins, insbesondere beim Menschen, bedarf noch der genauen Abklärung.

Die ganz entscheidende Frage ist, ob der Mensch die aufgenommene Kalorienmenge registriert. Im Idealfall könnte der Organismus die Kalorien, die gerade verbraucht worden sind, innerhalb kurzer Zeit wieder aufnehmen, so daß das Körpergewicht unverändert bliebe. Für die Existenz eines derartigen Regulationsmechanismus wäre aber ein permanent verfügbares Nahrungsangebot notwendig, auf das man im Bedarfsfall jederzeit zurückgreifen kann. Experimentelle Untersuchungen haben gezeigt, daß die mit der Nahrung aufgenommene Kalorienmenge keine Bedeutung für die akute postprandiale Aktivierung von Sättigungssignalen hat (1). Weiterhin konnte gezeigt werden, daß ein energiereiches (fettreiches) Frühstück (Wurst, Speck, Eier etc.) zwar die mittägliche Energieaufnahme etwas reduziert, aber am Ende des Tages nach dem Abendessen doch insgesamt eine größere Kalorienaufnahme resultiert im Vergleich zu Menschen, die morgens ein energieärmeres und kohlenhydratreiches Frühstück zu sich genommen haben (2).

Es sollte auch nicht vergessen werden, daß während der fünf Millionen Jahre der menschlichen Evolution ein Regulationsmechanismus, welcher die Kalorienaufnahme nach oben begrenzt, nie erforderlich gewesen ist. Ganz im Gegenteil, wie bei den allermeisten Spezies des Tierreiches, muß auch der Mensch zunächst Energie verbrauchen, um etwas Eßbares zu finden. Für den größten Teil der Bevölkerung auf der Erde gilt dieses Prinzip auch heute noch. Es ist nicht garantiert, daß am Ende eines Tages oder auch nach Verlauf mehrerer Tage Nahrung zur Verfügung steht die ganz oder zumindest teilweise den vorherigen Energieverbrauch komplett ausgleichen kann. Lediglich in den industrialisierten Ländern ist seit 40 Jahren eine Situation eingetreten, in der für die gesamte Bevölkerung Nahrung in vollkommen ausreichender, zum Teil übermäßiger Menge zur Verfügung steht. Aufgrund der wirtschaftlichen Situation ist sie auch für jeden, selbst in übermäßigen Mengen, zu erwerben.

> In dieser Situation haben wir das über 5 Millionen Jahre gültige Prinzip
> *"Bewegung garantiert - Essen vielleicht"*
> konvertiert zu dem Prinzip
> *"Essen garantiert - Bewegung vielleicht"*
> Das muß zwangsläufig Auswirkungen auf das Körpergewicht haben, was sich auch in der ständig zunehmenden Prävalenz der Adipositas in diesen Ländern widerspiegelt.

Betrachtet man die natürliche Lebensweise, bei der das Nahrungsangebot begrenzt ist und sowohl kurz- als auch langfristig immer Zweifel vorhanden sein müssen, ob der Energiebedarf abzudecken ist, muß der Organismus im Falle eines akut auftretenden reichlichen Nahrungsangebotes in der Lage sein, die plötzlich zur Verfügung stehende Energie zu speichern, um für karge Zeiten Vorsorge zu treffen. Die durch ein temporäres Überangebot an Nahrung plötzlich zur Verfügung stehende Energie kann nur durch Verzehr und Umlagerung in körpereigene Fettdepots konserviert werden, da die Nahrung meistens schnell verdirbt und nicht mehr genießbar ist. Erst durch die Erfindung von Kühl- und Gefriereinrichtungen hat sich dieses Problem erledigt. Im gesamten Tierreich muß im Herbst eine Fettschicht angelegt werden, um während der Wintermonate bessere Überlebenschancen zu haben. Deshalb ist eine Vermehrung des Fettanteils im Körper prinzipiell nichts Krankhaftes, sondern entspricht einem physiologischen Regulationsprinzip, welches das Überleben des Organismus abzusichern hilft. Da die allgemeine Verfügbarkeit von Nahrungssubstanzen aufgrund jahreszeitlicher Schwankungen, schlechten Witterungsbedingungen etc. immer sehr eingeschränkt war und auch in vielen Teilen der Welt heute noch ist, bestand nie die Möglichkeit, über kurzfristige Fettdepots hinauszukommen.

Selbst in Mitteleuropa war das Überleben im letzten Jahrhundert noch maximal durch Mißernten gefährdet. So starben allein im Jahre 1848 in Irland 1 Million Menschen aufgrund einer Kartoffelmißernte (3). Es ist heutzutage in den Industrienationen überhaupt nicht mehr vorstellbar, daß das Überleben großer Teile eines Volkes vom Ernteerfolg einer einzigen Frucht abhängig sein kann. Allerdings sind derartige Situationen in vielen Teilen der Erde immer noch Realität.

Wenn Nahrungsaufnahme für das Überleben zweifelsohne von größter Bedeutung ist und eine ausreichende Deckung des Energiebedarfs ein ständiges Problem darstellt, dann muß man sich natürlich die Frage stellen, warum über den Mechanismus der Sättigung überhaupt eine akute Begrenzung der Energiezufuhr besonders im Falle eines Nahrungsüberangebotes eintritt. Aus Gründen der Energiebilanz wäre es viel sinnvoller, in möglichst kurzer Zeit viele Kalorien zu konsumieren. Eine temporäre Begrenzung der Nahrungsaufnahme ist aber erforderlich, um den Verdauungs- und Resorptionsvorgängen im Gastrointestinaltrakt die erforderliche Zeit einzuräumen, die notwendig ist, um die komplexe Nahrung in ihre resorbierbaren und im Blut transportfähigen Bestandteile aufzuschlüsseln. Aufgrund der biochemischen Abläufe kann dieser Vorgang nicht ad libitum verkürzt werden. Würde man durch zu große Nahrungsmengen die Verdauungs- und Resorptionsleistungen des Gastrointestinaltraktes überfordern, könnte über Erbrechen bzw. Durchfall ein Verlust von Energie und Substraten eintreten.

Die nahezu unbegrenzte Nahrungszufuhr und die entsprechende lebensmitteltechnologische Aufarbeitung, die zu einer besonderen Geschmacksvielfalt führt und damit zusätzliche Essensanreize bietet, haben aus der für das Überleben vorteilhaften passageren Adipositas eine permanente Adipositas gemacht, die, wie wir inzwischen wissen, eindeutig einen Überlebensnachteil darstellt. Die Erfahrung zeigt, daß wir nach wie vor dem evolutionsbiologisch verankerten Prinzip, Nahrung aufzunehmen, sofern diese zur Verfügung steht, Folge leisten. Das bedeutet aber, daß nicht die Regulation der Nahrungsaufnahme defekt ist, sondern, daß wir erkennen müssen, in kürzester Zeit ein Nahrungsangebot geschaffen zu haben, dem wir ohne entsprechende Regulationsmechanismen gegenüberstehen. Wir müssen also zwangsläufig neu **lernen**, wie man mit einem Überangebot an Nahrung umzugehen hat und das fällt, wie jeder Mensch aus eigener Erfahrung weiß, besonders schwer.

2.1. Literatur

1. Schick RR, Schusdziarra V.: Regulation of food intake *In*: Ditschuneit H, Gries FA, Hauner H, Schusdziarra V, Wechsler JG. (eds.): Obesity in Europe, J. Libbey, London, 1993; 335

2. Blundell JE, Burley VJ, Cotton JR, Lawton CL: Dietary fat and the control of energy intake: evaluating the effects of fat on meal size and post meal satiety. Am J Obes 12(1988)205

3. Fußgänger R.: Historische Betrachtungen zum Ernährungs- und Eßverhalten *In*: Wechsler JG (Hrsg.): Adipositas - Ursachen und Therapie, Blackwell, Berlin/Wien, 1998

Komorbiditäten und Komplikationen der Adipositas

3. Komorbiditäten und Komplikationen der Adipositas

Aufgrund ihres häufigen Vorkommens stellt die Adipositas eines der wichtigsten Gesundheitsprobleme in Deutschland dar.

> Die Prävalenz der Adipositas (BMI ≥ 30 kg/(m)^2) lag in der erwachsenen Bevölkerung Deutschlands im Jahr 1998 bei rund 20 %, wobei diese altersabhängig ansteigt. Damit ist etwa jeder fünfte erwachsene Bundesbürger als adipös zu bezeichnen. Nimmt man die Personen mit BMI zwischen 25 und 29,9 kg/m^2 mit Komorbiditäten hinzu, dann sollte sogar jeder dritte Bundesbürger sein Körpergewicht reduzieren (13).

Es ist lange bekannt, daß die Adipositas zahlreiche Gesundheitsstörungen auslösen und verstärken kann. Das Spektrum reicht von subjektiven Beschwerden, über die Induktion von kardiovaskulären Risikofaktoren, bis hin zur Förderung einer Vielzahl von Krankheiten, einschließlich bestimmter Karzinome.

3.1. Pathophysiologie adipositasbedingter Erkrankungen

Der Körperfettanteil beträgt bei normalgewichtigen Männern ca. 10-20 %, bei normalgewichtigen Frauen 15-25 %. Bei leichteren Formen des Übergewichts (BMI 25-29,9) findet sich eine alleinige **Fettzellhypertrophie**. Vor allem bei der morbiden Adipositas kommt es, wenn die vorhandenen Fettzellen eine "kritische Zellgröße" erreicht haben, zusätzlich zu einer **Fettzellhyperplasie**, also zu einer Neubildung von Fettzellen (33). Bei einer Gewichtsreduktion nimmt die Fettzellgröße ab, die Fettzellzahl bleibt aber wahrscheinlich erhalten. Die Fettdepots dienen in erster Linie der Sicherstellung der Energieversorgung Rund 80-85 % des Fettgewebes liegen in der Subkutanschicht, der Rest befindet sich überwiegend intra- und retroperitoneal. Beim Mann sind die viszeralen Fettdepots in der Regel größer als bei der Frau.

> Zur Vergrößerung der Fettdepots kommt es, wenn die Kalorienaufnahme langfristig den Kalorienverbrauch übersteigt.

Übergewicht ist somit das Ergebnis einer chronisch positiven Energiebilanz. Wird mehr Energie aufgenommen als benötigt, dann wird ein entsprechend hoher Anteil der Nahrungsfette in Form von Triglyzeriden im Fettgewebe gespeichert. In unserer Wohlstandsgesellschaft hat dieser biologisch sinnvolle Mechanismus längst zu einer ernsten Gesundheitsbedrohung geführt.

Viszerale Fettzellen sind aufgrund einer stärkeren Blutversorgung und dichteren sympathischen Innervierung stoffwechselaktiver als subkutane Adipozyten. Vergrößerte viszerale Fettdepots begünstigen über eine gesteigerte Freisetzung von Fettsäuren die Entwicklung von Stoffwechselstörungen (14). Mehrere *in vitro*-Studien zeigten, daß viszerale Fettzellen auf Katecholamin-Stimulation mit einer höheren Lipolyse reagieren als subkutane Fettzellen. Die erhöhten Konzentrationen freier Fettsäuren im Splanchnikusgebiet überfluten zunächst die Leber und lösen dort verschiedene Störungen im Glucose- und Lipidstoffwechsel aus. Neben einer Verminderung der hepatischen Insulinextraktion fördern die hohen Fettsäurekonzentrationen insbesondere die Triglyzeridsynthese der Leber. Im Fettgewebe vermehrt anfallendes Glyzerin und Laktat verursachen eine gesteigerte Gluconeogenese. Über den ursprünglich von Randle und Mitarbeitern beschriebenen Glucose-Fettsäure-Zyklus (25) interferiert das hohe Fettsäureangebot aber auch mit der Glucoseverwertung in der Muskulatur. Inzwischen gibt es eine Vielzahl neuer Daten, nach denen Fettsäuren den Glucosestoffwechsel in der Muskulatur auch auf anderen Ebenen stören können, ohne daß die physiologische Wertigkeit der Einzelbefunde hinreichend geklärt ist (14). Fettsäuren können ferner die Funktion der Betazellen beeinträchtigen. Diese Phänomene werden heute unter dem Begriff der Lipidtoxizität zusammengefaßt.

3.2. Komorbiditäten und Komplikationen der Adipositas

Beim adipösen Patienten muß mit einer Vielzahl von Begleit- und Folgeerkrankungen gerechnet werden, die die Lebensqualität und Lebenserwartung einschränken können. Diese Komplikationen entwickeln sich in Abhängigkeit von Dauer und Ausmaß der Adipositas und korrelieren mit dem Fettverteilungsmuster. Adipöse Menschen haben ein erhöhtes relatives Risiko für eine Vielzahl von Erkrankungen, von denen eine Auswahl in Tabelle 3.1 dargestellt ist.

Deutlich erhöhtes Risiko (RR > 3)
• Typ-2-Diabetes mellitus
• Gallenblasenerkrankungen
• Dyslipidämie
• Insulinresistenz
• Endometrium-Karzinom
• Kurzatmigkeit
• Schlafapnoe
Mäßig erhöhtes Risiko (RR 2-3)
• KHK, Schlaganfall
• Arterielle Hypertonie
• Arthrose
• Hyperurikämie und Gicht
Gering erhöhtes Risiko (RR 1-2)
• Maligne Erkrankungen (Brustkrebs bei postmenopausalen Frauen, Kolon-Karzinom)
• Syndrom der Polyzystischen Ovarien (PCO-Syndrom)
• Verminderte Fertilität
• Fetale Defekte als Folge mütterlicher Adipositas
• Erhöhtes Operationsrisiko

Tab. 3.1: Relative Risiken (RR) für adipositasassoziierte Komorbiditäten (modifiziert nach WHO 2000).

3.2.1. Beschwerden und Leidensdruck

Die meisten Übergewichtigen leiden körperlich unter ihrem Gewicht: sie sind schon bei geringer Belastung kurzatmig, ermüden schnell, schwitzen stark und klagen häufig über Wirbelsäulen- und Kniegelenksbeschwerden. In Abhängigkeit vom Lebensalter der Betroffenen treten diese Beschwerden immer häufiger und stärker zutage und können die Lebensqualität erheblich beeinträchtigen (13).

Übergewichtige neigen aber dazu, adipositasbedingte Symptome und Störungen zu ignorieren oder zu bagatellisieren. Sie wollen eine negative Reaktion ihrer Umwelt vermeiden und ungern nach außen eingestehen, daß die Beschwerden mit ihrem Gewichtsproblem zusammenhängen.

Dennoch ist der Leidensdruck der Betroffenen meist enorm. Dabei steht aber nicht die Angst um die Gesundheit im Vordergrund, statt dessen dominiert die Sorge oder Verzweiflung, den eigenen, aber auch den vermeintlichen Erwartungen der Umwelt nicht zu entsprechen. Diese sind überwiegend von kosmetischen und sozialen und weniger von gesundheitlichen Gesichtspunkten geprägt. Deshalb darf Übergewicht nicht ausschließlich als medizinisches Problem betrachtet werden.

Als Folge des Übergewichts neigen viele Betroffene vermehrt zu Depressionen und Störungen des Selbstwertgefühls. Als besonders belastend wird die gesellschaftliche Benachteiligung empfunden, die sich auf alle Lebensbereiche erstrecken kann.

3.2.2. Das metabolische Syndrom

Das Gesundheitsrisiko der Adipositas hängt nicht nur vom Ausmaß des Übergewichts, sondern auch von der Verteilung der Fettdepots ab. Dieser Gesichtspunkt kommt besonders bei mäßigem Übergewicht (BMI 25 bis 29,9 kg/m^2) zum Tragen. Die abdominelle Adipositas ist eng mit Stoffwechselstörungen verknüpft und nimmt eine Schlüsselposition bei der Entwicklung des metabolischen Syndroms ein (14). Als metabolisches Syndrom bezeichnet man das Netzwerk mehrerer kardiovaskulärer Risikofaktoren wie Typ-2-Diabetes mellitus, Hypertonie und Dyslipidämie auf dem Boden einer Insulinresistenz (☞ Tab. 3.2). Eine hüftbetonte, gluteal-femorale Fettverteilung ist wesentlich seltener mit diesen Komplikationen assoziiert. Die intraabdominelle Fettmasse spielt in der Genese der Insulinresistenz vermutlich eine zentrale Rolle. Da sich mit zunehmender Adipositas auch die abdominellen Fettdepots vergrößern, wird ab einem BMI von 30 kg/m^2 fast immer eine Insulinresistenz beobachtet.

Das metabolische Syndrom
• abdominelle Adipositas
• gestörte Glucosetoleranz/ Typ-2-Diabetes mellitus
• Dyslipoproteinämie
• arterielle Hypertonie
• gestörte Fibrinolyse
• Hyperurikämie
• Hyperandrogenämie (bei der Frau)

Tab. 3.2: Komponenten des metabolischen Syndroms.

3.2.3. Typ-2-Diabetes mellitus

Besonders eng ist der Zusammenhang zwischen Adipositas und Typ-2-Diabetes mellitus. Die Adipositas ist der mit Abstand wichtigste Manifestationsfaktor für den Typ-2-Diabetes. Nach den Ergebnissen der Nurses' Health Studie ist das Diabetesrisiko bei Frauen mit einem BMI von 30 kg/m^2 im Vergleich zu schlanken Frauen bereits um das 20-30fache erhöht (☞ Abb. 3.1). Eine Gewichtszunahme von 10 kg verdreifacht das Diabetesrisiko bei erwachsenen Frauen (6). Auch für Männer wurde eine enge Beziehung zwischen Körpergewicht und Diabetes nachgewiesen (5).

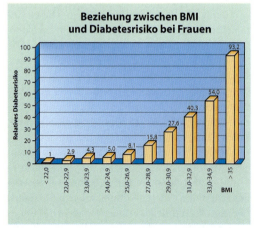

Abb. 3.1: Beziehung zwischen BMI und Diabetesrisiko bei Frauen (Nurses' Health Studie, 14jähriger Beobachtungszeitraum), nach Colditz et al. (1995).

Studien bei Typ-2-Diabetikern haben darüber hinaus gezeigt, daß eine Gewichtsreduktion von bereits 10 % deutliche Verbesserungen der glykämischen Kontrolle und Insulinempfindlichkeit mit sich bringt. Adipöse Typ-2-Diabetiker, welche ihr Gewicht im ersten Jahr nach Diagnosestellung reduzierten, konnten damit ihre Lebenserwartung pro kg um 3-4 Monate erhöhen (18). Allerdings reagieren nicht alle Patienten mit Typ-2-Diabetes auf einen Gewichtsverlust mit einer Verbesserung der Stoffwechseleinstellung

3.2.4. Dyslipidämie und Hyperurikämie

Die wichtigsten Veränderungen des Lipoproteinstoffwechsel bei Adipositas, besonders bei abdomineller Fettverteilung, sind in Tabelle 3.3 zusammengefaßt (14). Auch diese Adipositas-bedingten Störungen können sich nach einer moderaten Gewichtsabnahme bessern oder normalisieren.

> Das LDL-Cholesterin sinkt für jedes abgenommene Kilogramm um wenigstens 1 %.

Eine Gewichtsabnahme von 10 kg kann daneben im Mittel eine 30 %ige Senkung der Triglyzeride und einen Anstieg des HDL-Cholesterins um 8 % bewirken (28).

Eine weitere Stoffwechselstörung, die sehr oft mit Adipositas assoziiert ist, ist die Hyperurikämie, die für das Auftreten einer Gicht prädisponiert. Die Inzidenz der Gicht ist bei Adipösen mit einem abdominellen Fettverteilungsmuster deutlich erhöht.

Abdominelle Adipositas und Lipoprotein-Stoffwechsel
• Erhöhte VLDL-Synthese und -sekretion
• Erniedrigtes HDL-Cholesterin
• Normal bis leicht erhöhtes LDL-Cholesterin
• Erhöhte freie Fettsäurekonzentrationen
• Ausgeprägte postprandiale Hypertriglyzeridämie
• Erhöhter Anteil kleiner, dichter LDL-Partikel

Tab. 3.3: Veränderungen des Lipoprotein-Stoffwechsels bei abdomineller Adipositas.

3.2.5. Arterielle Hypertonie

Vergrößerte viszerale Fettdepots sind mit erhöhten systolischen und diastolischen Blutdruckwerten assoziiert. Zwei Pathomechanismen werden in diesem Zusammenhang immer wieder angeführt:

die bei der Insulinresistenz erhöht gemessenen Insulinspiegel könnten einerseits die Aktivität des sympathischen Nervensystems und damit den Gefäßtonus steigern und andererseits eine Störung des Kationenhaushalts mit vermehrter Natriumretention in der Niere verursachen. Interessanterweise finden sich diskrete Störungen des Glucose- und Lipidstoffwechsels bereits bei normotensiven Nachkommen von Personen mit essentieller Hypertonie (9). In letzter Zeit wurde berichtet, daß in den vergrößerten Fettdepots vermehrt Angiotensin II gebildet wird und möglicherweise ebenfalls zur Pathophysiologie der adipositas-assoziierten Hypertonie beiträgt (7).

Bei der Adipositas sind das Herzzeitvolumen und der linksventrikuläre Füllungsdruck erhöht. Das Blutvolumen kann um bis zu 50 % vergrößert sein, der periphere Gefäßwiderstand ist eher niedrig.

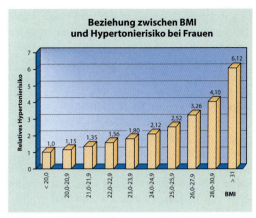

Abb. 3.2: Beziehung zwischen BMI und Hypertonierisiko bei Frauen (Nurses' Health Studie, 16jähriger Beobachtungszeitraum), nach Huang et al. (1998).

> Die hohe Prävalenz der Hypertonie bei Adipositas ist einer der Hauptgründe für das erhöhte kardiovaskuläre Risiko.

Eine Gewichtsabnahme von 10 kg hat eine Senkung des systolischen und des diastolischen Blutdrucks um etwa 10 mm Hg zur Folge (28,35).

Eine kürzliche Auswertung der Nurses' Health Studie lieferte auch zu diesem Thema neue Daten. Im Vergleich zu Frauen mit einem BMI < 20 kg/m^2 haben adipöse Frauen mit einem BMI > 31 kg/m^2 ein relatives Hypertonierisiko von 6,1 (☞ Abb. 3.2).

> Eine Zunahme des BMI um 1 kg/m^2 führte zu einem Anstieg des Hypertonierisikos um 12 %.

Frauen, die nach einer Gewichtsabnahme zwei Jahre lang das reduzierte Gewicht halten konnten, hatten ein signifikant niedrigeres Hypertonierisiko. Bei einem Gewichtsverlust von 5,0 bis 9,9 kg war das Hypertonierisiko um 24 %, bei einer Abnahme von 10 kg oder mehr um 45 % vermindert (15).

3.2.6. Störungen der Gerinnung und Fibrinolyse

Verschiedene Studien zeigten einen Zusammenhang zwischen abdomineller Adipositas bzw. metabolischem Syndrom und bestimmten hämorheologischen Parametern wie Fibrinogen und Koagulationsfaktoren VII und X. Außerdem wurde bei abdomineller Adipositas eine verminderte fibrinolytische Aktivität infolge erhöhter Konzentrationen des Plasminogenaktivator-Inhibitors-1 (PAI-1) beobachtet (2,16). Diese Störungen sind möglicherweise mitverantwortlich für das erhöhte thromboembolische Risiko adipöser Patienten und damit für das erhöhte Infarktrisiko.

3.2.7. Kardiovaskuläre Erkrankungen

Das gehäufte Auftreten kardiovaskukärer Risikofaktoren erklärt letztlich die im Vergleich zu Schlanken 3fach höhere Morbidität und Mortalität an Herz-Kreislauf-Erkrankungen. Adipositas ist aber auch ein eigenständiger Risikofaktor für Herzinfarkt, Herzinsuffizienz und plötzlichen Herztod. Aufgrund der Framingham-Daten und anderer Studienergebnisse kann man davon ausgehen, daß Ausmaß und Dauer der Adipositas mit der Häufigkeit des Auftretens einer KHK korrelieren (17). Das Koronarrisiko ist bei jüngeren Adipösen und bei Personen mit abdomineller Fettverteilung signifikant höher als bei Personen mit hüftbetonter Fettverteilung und bei älteren Adipösen (12).

Eine Auswertung der Nurses' Health Studie ergab, daß steigendes Körpergewicht mit einer erhöhten Inzidenz von nichttödlichem und tödlichem Herzinfarkt assoziiert ist. Frauen mit einem BMI von 29 kg/m² oder mehr hatten ein 3fach höheres Risiko als Frauen mit einem BMI von weniger als 21 kg/m². Selbst Frauen mit einem BMI zwischen 23 und 24,9 kg/m² hatten im Vergleich zu schlanken Frauen eine Risikosteigerung um ca. 50 %. Auch eine Gewichtszunahme nach dem 18. Lebensjahr war mit einem erhöhten Risiko für KHK assoziiert. Das geringste Risiko wiesen die Frauen auf, die im Alter von 18 Jahren schlank waren und seitdem weitgehend gewichtsstabil geblieben waren (34).

Eine weitere Analyse von 116.759 Frauen der Nurses' Health Studie zeigte, daß sowohl Adipositas als auch eine Gewichtszunahme per se wichtige Risikofaktoren für den ischämischen Schlaganfall sind. Frauen mit einem BMI ≥ 27 kg/m² hatten ein signifikant höheres Risiko, einen ischämischen Schlaganfall zu erleiden als Frauen mit einem BMI unter 21 kg/m². Gewichtszunahme nach dem 18. Lebensjahr war mit einem steigenden Schlaganfallrisiko assoziiert (26).

3.2.8. Endokrine Veränderungen

Jüngste Untersuchungen weisen darauf hin, daß Fettzellen mehr als nur passive Fettspeicher sind. Ähnlich wie endokrine Zellen produzieren sie verschiedene lokal und an anderen Organen wirksame Hormone (1). Adipozyten sind selbst Zielzellen für eine Reihe von Hormonen. Bei adipösen Patienten werden, speziell wenn eine abdominelle Fettverteilung vorliegt, charakteristische Veränderungen endokriner Regelkreise beobachtet (35).

Bei der adipösen Frau spielt das Verhältnis zwischen Androgenen und Östrogenen eine wichtige Rolle bei der Entwicklung der Insulinresistenz. Adipöse Frauen mit Hyperandrogenämie haben typischerweise nicht nur ein stammbetontes Fettverteilungsmuster, sondern sehr häufig alle Komponenten des metabolischen Syndroms. Diese Konstellation scheint somit mit einem hohen Arterioskleroserisiko vergesellschaftet zu sein. So sind niedrige Konzentrationen des Sex-Hormone-Binding Globulins (SHBG), das ein gutes Maß der biologisch aktiven Androgen-Fraktion darstellt, mit einer erhöhten kardiovaskulären Morbidität und Mortalität verbunden. Darüberhinaus sind niedrige SHBG-Spiegel bei der Frau ein Risikofaktor für die Entwicklung eines Typ-2-Diabetes mellitus. Je höher die Androgenspiegel bei der Frau sind, desto ausgeprägter scheint die begleitende Insulinresistenz zu sein. Mit Erreichen des Klimakteriums dürfte die Veränderung des Androgen-/Östrogen-Verhältnisses für die Abnahme der Glucosetoleranz und die Verschlechterung des Lipoproteinstoffwechsels mitverantwortlich sein, da diese Entwicklung durch eine postmenopausale Substitutionstherapie mit Östrogenen verhindert bzw. rückgängig gemacht werden kann (14). Beim männlichen Geschlecht sind diese Verhältnisse umgekehrt. Eine abdominelle Fettverteilung ist mit niedrigen Testosteronspiegeln verbunden (29), die Gabe von Testosteron führt zu einer selektiven Reduktion der viszeralen Fettdepots, vermutlich über eine indirekte lipolytische Wirkung (22).

Auch Glucocorticoide können die Fettverteilung und die damit assoziierten Stoffwechselstörungen beeinflussen. Bester klinischer Beleg ist die Umverteilung des Körperfetts zugunsten der abdominellen und nuchalen Depots beim Cushing Syndrom und die glucocorticoidabhängigen Störungen des Glucose- und Lipidstoffwechsels bei diesem Krankheitsbild. Bei der abdominellen Adipositas findet sich unter Stimulationsbedingungen eine erhöhte Aktivität der CRH-ACTH-Nebennierenrinden-Achse (23). Bislang ist nicht ausreichend geklärt, inwieweit es sich hierbei um eine primäre Hypersensitivität handelt bzw. inwieweit dieser Befund bei Gewichtsabnahme reversibel ist (14).

Die wichtigsten hormonellen Störungen bei der Adipositas sind in der Tabelle 3.4 aufgeführt.

Adipositas - häufige endokrine Störungen
• Insulinresistenz
• erhöhtes Gesamttestosteron und erhöhtes freies Testosteron in Verbindung mit erniedrigtem Sex-Hormone-Binding Globulin (SHBG) bei Frauen
• erniedrigte Testosteron-Spiegel bei Männern
• erhöhte Kortisolproduktion bei Männern und Frauen
• erniedrigte Wachstumshormonsspiegel

Tab. 3.4: Häufige endokrine Störungen bei Adipositas mit abdomineller Fettverteilung.

3.2.9. Atemwegserkrankungen

Adipositas kann eine Einschränkung der Lungenfunktion zur Folge haben. Dabei kann es zu

- Ruhe- und Belastungs-Dyspnoe
- Hypoventilations- und
- Schlafapnoe-Syndrom

kommen (35). Besonders die abdominelle Adipositas fördert eine schwere, alveoläre Hypoventilation mit

- Hyperkapnie
- Zyanose
- Polyglobulie und
- Tagesschläfrigkeit ("Pickwick-Syndrom")

3.2.10. Erkrankungen des Bewegungsapparats

Zu den häufigsten Komplikationen der Adipositas zählen degenerative Gelenkveränderungen. Diese sind bei Übergewichtigen die häufigste Ursache für ein vorzeitiges Ausscheiden aus dem Erwerbsleben. Übergewicht begünstigt dabei besonders die Entstehung von Arthrosen der gewichtstragenden Gelenke (Knie-, Hüft- und Sprunggelenke), wobei die Gonarthrose an vorderster Stelle steht.

In der Framingham-Studie zeigte sich, daß Frauen ein höheres Risiko für die Entwicklung einer Kniegelenksarthrose haben als Männer. Das Risiko für eine Kniegelenksarthrose war eng mit dem Körpergewicht korreliert, eine Gewichtssenkung um 5 kg führte im Zeitraum von zehn Jahren zu einem Rückgang der Inzidenz von Kniegelenksarthrosen um 50 %. Dies traf auch für Frauen mit deutlicher Adipositas (BMI ≥ 35 kg/m^2) zu. Eine Gewichtszunahme erhöhte das Risiko geringfügig, aber nicht signifikant (8).

Neben vorzeitiger Arthrose werden von vielen Patienten Wirbelsäulenbeschwerden aufgrund der veränderten statischen Belastung angegeben. Fußdeformitäten wie Senk- und Spreizfüße kommen gehäuft vor. Bei Frauen häufiger als bei Männern finden sich außerdem Varikosis, Thrombophlebitis und Ulcus cruris.

3.2.11. Maligne Erkrankungen

Das Karzinomrisiko übergewichtiger Personen ist insgesamt um das 1,5-2 fache erhöht. Bei Frauen fällt auf, daß östrogenabhängige Tumoren bei Übergewicht deutlich häufiger auftreten als bei Normalgewicht. In besonderer Weise gilt dies für das Endometriumkarzinom. Auch das Mammakarzinom kommt bei adipösen Frauen häufiger vor und zeigt möglicherweise eine raschere Progression. Die Erklärung ist darin zu suchen, daß das Fettgewebe ein wichtiges Organ der Östrogensynthese ist und vor allem nach der Menopause fast für die gesamte Östrogenbildung verantwortlich ist. Bei adipösen Männern treten Prostatakarzinome etwas häufiger auf. Die Inzidenz kolorektaler Karzinome ist in beiden Geschlechtern leicht erhöht und wird auf verschiedene Ernährungsfaktoren zurückgeführt (13).

3.2.12. Gastrointestinale Erkrankungen

Viele adipöse Personen klagen über dyspeptische Beschwerden und Verdauungsstörungen. Infolge des hohen lithogenen Index der Galle ist die Inzidenz von Gallensteinleiden erhöht. Gallensteine kommen bei Adipösen 3-4mal häufiger als bei Normalgewichtigen vor, das Risiko ist noch größer, wenn ein abdominelles Fettverteilungsmuster vorliegt. Nach den Daten der Nurses' Health Studie führt bereits geringes Übergewicht zu einer Erhöhung des relativen Risikos für symptomatische Gallensteinleiden (20). Auch eine zu rasche Gewichtsabnahme (> 1,5 kg/Woche), z.B. durch diätetische Maßnahmen, kann die Entstehung von Gallensteinen begünstigen. Häufig findet sich eine Lebervergrößerung und -verfettung.

3.2.13. Psychosoziale Konsequenzen der Adipositas

Die SOS-Studie konnte belegen, daß der Anteil der aus medizinischen Gründen frühpensionierten Personen bei Adipösen mehr als doppelt so hoch ist als in der schlanken Bevölkerung. Ferner zeigte sich, daß psychische Probleme bei Adipösen mit zusätzlichen Krankheiten (z.B. rheumatoide Arthritis, Krebs, degenerative Wirbelsäulenleiden) häufiger zu beobachten sind (bei Frauen deutlicher als bei Männern). Die wahren sozioökonomischen Auswirkungen der nichttödlichen Krankheitsfolgen der Adipositas dürften daher erheblich unterschätzt werden (11, 35).

Adipöse Patienten begegnen häufiger Diskriminierungen und Vorurteilen als Schlanke. Die Auswertung großer Studien legt nahe, daß Adipöse im

Vergleich zu Schlanken die Schule kürzer besuchen, wesentlich seltener in Eliteschulen akzeptiert werden und seltener in attraktive berufliche Positionen aufsteigen. Darüber hinaus verdienen junge übergewichtige Frauen in England und den USA deutlich weniger als gesunde junge Frauen oder solche mit anderen chronischen Gesundheitsproblemen (11).

3.2.14. Adipositas und Lebenserwartung

Ältere Studien hatten eine j- bis u-förmige Beziehung zwischen Körpergewicht und Lebenserwartung beschrieben. Eine Metaanalyse der verfügbaren Studien sowie eine neue Langzeitstudie ergaben bei Männern einen deutlichen Mortalitätsanstieg ab einem moderat erhöhten BMI von 28 kg/m^2 (32). Für das weibliche Geschlecht standen bisher nur spärliche Daten zur Verfügung. Eine kürzliche Auswertung der Nurses´ Health Studie erlaubt eine relativ klare Aussage zu diesem Thema. In der gesamten Studienpopulation von 115.195 Krankenschwestern wurde zunächst der j-förmige Zusammenhang zwischen BMI und Lebenserwartung bestätigt (21).

Wurden allerdings die Raucherinnen ausgeschlossen, so verschwand die Übersterblichkeit bei den Frauen mit dem niedrigsten Körpergewicht. Diese Untergruppe mit BMI unter 19 kg/m^2 wies nun die niedrigste Mortalität auf. Dagegen stieg das Sterberisiko während der 14jährigen Beobachtungszeit bereits ab einem BMI von 27 kg/m^2 signifikant an. Die erhöhte Mortalität der übergewichtigen Frauen war in erster Linie die Folge kardiovaskulärer Erkrankungen. So wurden bei den Frauen mit einem BMI > 29 kg/m^2 kardiovaskuläre Todesursachen vier- bis fünfmal häufiger registriert als bei den Frauen mit dem niedrigsten BMI. Auch das Risiko, an einer Krebserkrankung zu versterben, war in dieser Gewichtskategorie annähernd um das Doppelte erhöht. Auffällig war wiederum der Einfluß einer Gewichtsveränderung auf das Mortalitätsrisiko: eine Gewichtsabnahme von 10 kg und mehr reduzierte das Risiko um 30 Prozent; eine Gewichtszunahme hatte den gegenteiligen Effekt. Nahm das Körpergewicht nach dem 18. Lebensjahr um 20 kg oder mehr zu, so erhöhte sich das Risiko, im mittleren Erwachsenenalter an der KHK zu versterben, sogar um das Siebenfache (21).

Die Beziehung zwischen Adipositas und Lebenserwartung wurde auch in der American Cancer Society Studie detailliert untersucht. In dieser Studie fand sich ebenfalls ein gewichtsabhängiger Anstieg der Mortalität im 12jährigen Beobachtungszeitraum. Besonders deutlich war die Zunahme der Sterblichkeit infolge kardiovaskulärer Erkrankungen. Männer und Frauen im Alter zwischen 30 und 74 Jahren waren in gleicher Weise betroffen (19). Das erhöhte Mortalitätsrisiko ist bei jüngeren Übergewichtigen deutlich ausgeprägter als bei älteren Übergewichtigen (30).

Neuere Analysen von prospektiven Kohortenstudien aus den USA zeigen, daß der Verlust an Lebensjahren bei adipösen Männern und Frauen erheblich und umso größer ist, je früher die Adipositas beginnt (10,24). Allein in den USA werden jährlich 280.000 vermeidbare Todesfälle auf die Adipositas und ihre Folgen zurückgeführt. Adipositas ist dort nach dem Rauchen die wichtigste vermeidbare Todesursache und bei bleibenden Trends dabei, an die erste Stelle vorzurücken (3).

3.3. Literatur

1. Ahima RS, Flier JS. 2000, Adipose tissue as an endocrine organ. TEM II, 327-332

2. Alessi MC, Morange P, Juhan-Vague I. 2000, Fat cell function and fibrinolysis. Horm Metab Res, 32: 504-508

3. Allison DB, Fontaine KR, Manson JE, Stevens J, Van Itallie TB. 1999, Annual deaths attributable to obesity in the United States. JAMA 282:1530-1538

4. Bergmann KE, Mensink GBM. 1999, Körpermaße und Übergewicht. Gesundheitswesen 61 Sonderheft 2: S115-S120

5. Chan JM, Rimm EB, Colditz GA, Stamper MJ, Willett WC. 1994, Obesity, fat distribution, and weight gain as a risk factor for clinical diabetes in men. Diabetes Care, 17: 961-969

6. Colditz GA, Willett WC, Rotnitzky A, Manson JE. 1995, Weight gain as a risk factor for clinical diabetes mellitus in women. Ann Intern Med, 122: 481-486

7. Engeli S, Sharma AM. 2000, Role of adipose tissue for cardio-renal regulation in health and disease. Horm Metab Res, 32: 485-499

8. Felson DT, Zhang Y, Anthony JM, Naimark KA, Anderson JJ. 1992, Weight loss reduces the risk for symptomatic knee osteoarthritis in women. The Framingham Study. Ann Intern Med, 116: 535-539

9. Ferrari P, Weidmann P, Shaw S, Giachino D, Riesen W, Allemann Y, Heynen G. 1991, Altered insulin sensitivity, hyperinsulinemia, and dyslipidemia in individuals with hypertensive parents. Am J Med, 91: 589-596

10. Fontaine KR, Redden DT, Wang C, Westfall AO, Allison DB. 2003, Years of life lost due to obesity. JAMA, 289: 187-193

11. Gortmaker SL, Must A, Perrin JM, Sobol AM, Dietz WH. 1993, Social and economic consequences of overweight in adolescence and young adulthood. N Engl J Med, 329: 1008-1012

12. Han TS, van Leer EM, Seidell JC, Lean MEJ. 1995, Waist circumference action levels in the identification of cardiovascular risk factor. Prevalence study in a random sample. Br Med J, 311: 1401-1405

13. Hauner H. 1996, Gesundheitsrisiken von Übergewicht und Gewichtsabnahme. Dt Ärztebl, 93:C-2385-2389

14. Hauner H. 1997, Stamm-Adipositas im Mittelpunkt von metabolischem Syndrom und Typ-II-Diabetes. In Mehnert H (Hrsg): Herz, Gefäße und Diabetes. München: Medikon Verlag: 31-39

15. Huang Z, Willett CW, Manson JE, Rosner B, Stampfer MJ, Speizer FE, Colditz GA. 1998, Body weight, weight change, and risk for hypertension in women. Ann Intern Med, 128: 81-88

16. Juhan-Vague I, Pyke S, Alessi MC, Jespersen J, Haverkate F, Thompson SG. 1996, Fibrinolytic factors and the risk of myocardial infarction or sudden death in patients with angina pectoris. Circulation 94: 2057-2063

17. Kannel WB, D'Agostino RB, Cobb JL.1996, Effect of weight on cardiovascular disease. Am J Clin Nutr, 63: 19S-22S

18. Lean MEJ, Powrie JK, Anderson AS. 1990, Obesity, weight loss and prognosis in type 2 diabetes. Diabetic Med 7: 228-233

19. Lew AE, Garfinkel L. 1979, Variations in mortality by weight among 750.000 mean and women. J Chron Dis, 32: 563-576

20. Maclure KM Hayes SKC, Colditz GA. 1989, Weight, diet and risk of symptomatic gallstones in middle-aged women. N Engl J Med, 321: 563-569

21. Manson JE, Willett WC, Stampfer ME. 1995, Body weight and mortality among women. N Engl J Med, 333: 677-685

22. Marin P, Holmäng S, Gustafsson C, Jönsson L, Kvist H, Elander A, Eldh J, Sjöström L, Holm G, Björntorp P. 1993, Androgen treatment of abdominally obese men. Obes Res, 1: 245-251

23. Pasquali R, Cantobelly S, Casimirri F, Capelli M, Bortoluzzi L, Flamia R, Labate AMM, Barbara L. 1993, The hypothalamic-pituitary-adrenal axis in obese women with different patterns of body fat distribution. J Clin Endocrinol Metab, 77: 341-346

24. Peeters A, Barendregt JJ, Willekens F, Mackenbach JP, Al Mamun A, Bonneux L; NEDCOM, the Netherlands Epidemiology and Demography Compression of Morbidity Research Group. 2003, Obesity in adulthood and its consequences for life expectancy: a life-table analysis. Ann Intern Med, 138: 24-32

25. Randle P, Garland P, Hales C, Newsholme E. 1963, The glucose-fatty acid cycle. Its role in insulin sensitivity and the metabolic disturbances of diabetes mellitus. Lancet, i: 785-789

26. Rexrode KM, Hennekens CH, Willett WC, Colditz GA, Stampfer MJ, Rich-Edwards JW, Speizer FE, Manson JE. 1997, A prospective study of body mass index, weight change, and risk of stroke in women. JAMA, 277: 1539-1545

27. Schneider R. 1996, Relevanz und Kosten der Adipositas in Deutschland. Ernährungs-Umschau 43: 369-374

28. Scottish Intercollegiate Guidelines Network, Obesity in Scotland. Integrating prevention with weight management. A national clinical guideline recommended for use in Scotland. Edinburgh, 1996

29. Seidell JC, Björntorp P, Sjöström L, Kvist H, Sannerstedt R. 1990, Visceral fat accumulation in men is positively associated with insulin, glucose, and C-peptide but negatively with testosterone levels. Metabolism 39: 897-901

30. Stevens J, Cai J, Pamuk ER, Williamson DF, Thun MJ, Wood JL. 1998, The effect of age on the association between body-mass index and mortality. N Engl J Med, 338:1-6

31. Sullivan M, Karlsson J, Sjöström L. 1993, Swedish obese subjects (SOS) - an intervention study of obesity. Baseline evaluation of health and psychological functioning in the first 1743 subjects examined. Int J Obesity, 17: 503-512

32. Troiano RP, Frongilla EA, Sobal J, Levitsky DA. 1996, The relationship between body weight and mortality: a quantitative analysis of combined information from existing studies. Int J Obesity, 20: 63-75

33. van Harmelen V, Skurk T, Röhrig K, Lee Y-M, Halbleib M, Aprath-Husmann I, Hauner H. 2003, Effect of BMI and age on adipose tissue cellularity and differentiation capacity in women. Int J Obesity, 27:889-895

34. Willett WC, Manson JE, Stampfer MJ, Colditz GA, Rosner B, Speizer FE, Hennekens CH. 1995, Weight, weight change and coronary heart disease in women. Risk within the "normal" weight range. JAMA, 273: 461-465

35. World Health Organisation. 2000, Obesity - Preventing and managing the global epidemic. Report of a WHO consultation on Obesity, WHO Technical Report Series 894, Geneva

Was kostet die Adipositas in Deutschland?

4. Was kostet die Adipositas in Deutschland?

Die Adipositas ist ein vielschichtiges Problem mit weitreichenden medizinischen, sozialen und ökonomischen Konsequenzen. Während Übergewicht in weniger entwickelten Gesellschaften durchaus vorteilhaft sein kann und sozial akzeptiert wird, dominieren in den Überflußländern das Negativimage und die Gesundheitsrisiken, die mit Adipositas assoziiert sind (Rissanen, 1996).

> Adipositas wird heute als Ursache oder Mitursache für so weit verbreitete chronische Erkrankungen wie koronare Herzkrankheiten, Diabetes mellitus Typ-2, Hypertonie, Hyperurikämie, Erkrankungen des Skelettsystems und verschiedene bösartige Neubildungen angesehen (NRC, 1989; NIH, 1998).

Die Prävalenz der Adipositas ist in Deutschland (Kurscheid und Lauterbach, 1998) und anderen westlichen Ländern (Wolf und Colditz, 1998) in den letzten Jahrzehnten ständig gestiegen. Ein Vergleich der Untersuchungsergebnisse Nationaler Gesundheitssurveys z.B. zeigt, daß 1990/91 in Deutschland 18 % der erwachsenen Bevölkerung als adipös (BMI > 30 kg/(m)²) einzustufen waren (☞ Abb. 4.1).

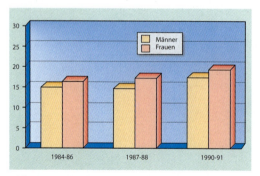

Abb. 4.1: Entwicklung der Adipositas (BMI > 30) in Deutschland (West).

Die Adipositasprävalenz nimmt mit steigendem Alter deutlich zu (☞ Abb. 4.2) Die Prävalenz ist in Deutschland ähnlich hoch wie in anderen westlichen Ländern (WHO, 1998). Für den Adipösen bedeutet ein Exzeß an Fettmasse ein erhöhtes Risiko für gesundheitliche Beeinträchtigungen durch chronische Erkrankungen mit oft fatalem Ausgang, geringere Lebensqualität und häufig auch geringere Lebenserwartung. Für die Gesellschaft stellt sich Adipositas aufgrund der weiten Verbreitung, der Zunahme und der kostenintensiven Behandlung der Folgekrankheiten sowie den Verlust an Produktivität, als einer der Hauptkostentreiber für die Gesundheitssysteme dar (Quesenberry et al., 1998).

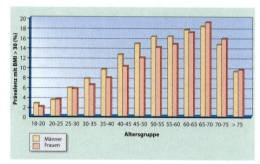

Abb. 4.2: Adipositasprävalenz nach Alter (BMI > 30); Daten des Mikrozensus, n= 380.000 (Stat. Bundesamt, 2000).

4.1. Die Kosten ernährungsabhängiger Krankheiten

4.1.1. Methodik der Kostenschätzung

Die durch ernährungsabhängige Krankheiten und besonders auch durch Adipositas und ihre Begleit- und Folgeerkrankungen verursachten Kosten sind für die Kostenträger im Gesundheitswesen und die politischen Entscheidungsträger von wachsender Bedeutung, da sie im Prinzip vermeidbar sind. Bei der Kalkulation der Kosten, die einen bewerteten Verbrauch von Ressourcen darstellen, sind folgende Komponenten zu berücksichtigen (Seidel, 1998):

- **Direkte Kosten** stehen in unmittelbarem Zusammenhang mit der Erkrankung. Hierzu zählen einerseits der Verbrauch von Gesundheitsleistungen und -gütern, z.B. im Rahmen einer medikamentösen oder ärztlichen Behandlung, einer Diagnose, einer präventiven oder rehabilitativen Maßnahme, andererseits der Ressourcenverbrauch im privaten Sektor, z.B. für Fahrten zu Gesundheitseinrichtungen, spezielle Kostformen und eigenfinanzierte Therapien

- **Indirekte Kosten** entstehen durch den Ressourcenverlust infolge von Arbeitsunfähigkeit, Invalidität oder vorzeitigem Tod. Kosten entstehen z.B. dadurch, daß weniger Güter und Dienstleistungen produziert werden können. Weiter zählen hierzu auch geringere berufliche Aufstiegschancen, Zeitaufwand der Angehörigen für die Versorgung eines erkrankten Angehörigen etc.
- **Intangible Kosten** werden durch die psychosozialen Auswirkungen einer Erkrankung, wie z.B. verminderte Lebensqualität, Schmerz, soziale Abhängigkeit, verursacht. Diese betreffen sowohl den Patienten selbst als auch dessen Angehörigen

4.2. Kosten der Adipositas ohne Berücksichtigung von Komorbiditäten

In einer vom Bundesministerium für Gesundheit in Auftrag gegebenen Analyse wurden für das Jahr 1990 in Deutschland (West) die Kosten, die durch ernährungsabhängige Krankheiten für das Gesundheitswesen entstehen, geschätzt (BMG, 1993). Bei dieser Krankheitskostenstudie, die auf dem Prävalenzansatz basiert, handelt es sich um einen Top-down-Ansatz, d.h. die gesamten Ausgaben für Gesundheit des Jahres 1990 wurden mittels relativer Risiken auf einzelne ernährungsabhängige Krankheiten (ICD, dreistellig) aufgeteilt. Bei der Ermittlung der direkten Kosten wurden hierbei folgende Gesundheitsleistungen berücksichtigt:

- ärztliche Behandlungen
- Arzneimittel aus Apotheken
- stationäre Behandlungen
- stationäre Kurbehandlungen
- zahnärztliche Vorsorge und Behandlung einschließlich Zahnersatz

Diese Kostenarten erfaßten allerdings nur ca. 80 % der gesamten direkten Kosten ernährungsabhängiger Krankheiten. Ausgegrenzt wurden u.a. Krankheitsfolgeleistungen, Ausgaben für Ausbildung und Forschung sowie weitere nicht aufteilbare Ausgaben. Die Kostenschätzung war daher eher konservativ, wobei das Ausmaß der Unterschätzung bei den einzelnen Krankheitsarten verschieden gewesen sein dürfte. Die Analyse kam zu dem Ergebnis, daß ernährungsabhängige Kosten mit 83,5 Mrd. DM nahezu ein Drittel (30,3 %) aller Kosten im Gesundheitswesen verursachen. Die höchsten Kosten entfielen dabei mit rund 33 Mrd. DM auf die Gruppe der Herz-Kreislauf-Erkrankungen, während die Kosten der Adipositas trotz ihrer weiten Verbreitung in der Bevölkerung nur mit 850 Mio. DM (West: 660 Mio. DM; Ost: 190 Mio. DM) veranschlagt wurden (☞ Abb. 4.3). Unter Berücksichtigung der allgemeinen Kostensteigerungen dürften sich die Kosten inzwischen auf deutlich über 1 Mrd. DM (= über 500 Mio. Euro) belaufen.

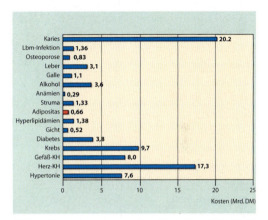

Abb. 4.3: Kosten ernährungsabhängiger Krankheiten im Jahr 1990 (BMG 1993).

Bei der Ermittlung der direkten Kosten konnten bei den der Adipositas-bezogenen Arzneimittelkosten lediglich Abmagerungsmittel aus Apotheken berücksichtigt werden (☞ Tab. 4.1). Bezüglich der stationären Behandlung wurde ermittelt, daß 1990 auf die Adipositas ohne Folgekrankheiten etwa 0,65 % aller Krankenhaustage der gesetzlich Versicherten entfielen. Außerdem wurden der Adipositas gut 1 % der stationären Kurbehandlungen zugerechnet. Bei den indirekten Kosten wurden Daten über die Mortalität, Arbeitsunfähigkeit und Invalidität berücksichtigt. Hinsichtlich der Mortalität wies die Todesursachenstatistik für 1990 insgesamt 615 Verstorbene mit der Diagnose Adipositas aus. Durch diese Todesfälle gingen 11.606 Lebensjahre und 2.292 Erwerbstätigkeitsjahre verloren. Die monetäre Bewertung der verlorenen Erwerbstätigkeitsjahre erfolgte nach der Human-Kapitalmethode, indem die Zahl der Todesfälle - nach Alter und Geschlecht differenziert mit dem abgezinsten alters- und geschlechtsspezifischen Lebenseinkommen multipliziert wurde. Hinsichtlich der

Arbeitsunfähigkeit wurde ein Ressourcenverlust in Höhe von 150 Mio. DM errechnet. Bei der Berechnung der indirekten Kosten infolge von Invalidität ergaben sich Kosten in Höhe von 112 Mio. DM. Für die neuen Bundesländer konnten die krankheitsspezifischen Kosten nur geschätzt werden, indem die Ergebnisse der alten Bundesländer bevölkerungsabhängig auf die neuen Bundesländer extrapoliert wurden.

Kosten (in Mio. DM)	West-Deutschland	Ost-Deutschland	Gesamt-Deutschland
Direkte Kosten			
Ambulante Behandlung	200		
Arzneien, Heil- und Hilfsmittel	1		
Stationäre Behandlung	69		
Stationäre Kurbehandlung	62		
Gesamt	332	97	429
Indirekte Kosten			
Infolge Mortalität	67	17	
Infolge Arbeitsunfähigkeit	150	44	
Infolge Invalidität	112	33	421
Gesamt	328	93	
Gesamtkosten	**660**	**190**	**850**

Tab. 4.1: Adipositasbezogene Kosten in Deutschland ohne Berücksichtigung von Komorbiditäten (BMG, 1993).

4.3. Morbidität und Beschwerden bei Adipositas

Die angeführten Ergebnisse unterschätzen die volkswirtschaftlichen Kosten massiv, da zum einen die Komorbiditäten der Adipositas nicht einbezogen wurden und zum anderen die Diagnose "Adipositas" nur selten gestellt wird. Adipöse Personen (BMI > 30) haben im Vergleich zu normalgewichtigen Personen (BMI < 25) ein wesentlich höheres Krankheitsrisiko für Herzinfarkt, Diabetes mellitus, Hyperurikämie und Bandscheibenschäden.

Außerdem leiden Adipöse häufiger als Normalgewichtige an Hypertonie, Hyperlipidämien und Angina pectoris (☞ Abb. 4.4 und 4.4).

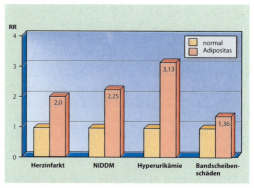

Abb. 4.4: Altersstandardisiertes relatives Krankheitsrisiko (RR) von Adipösen (BMI > 30) im Vergleich zu Normalgewichtigen (BMI < 25).

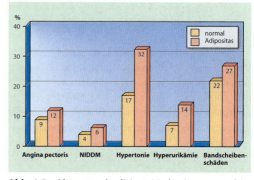

Abb. 4.5: Altersstandardisierte Verbreitung verschiedener Erkrankungen in Deutschland nach BMI.

Besonders bei Herz-Kreislauf-Erkrankungen und Beschwerden im Bereich Gelenke, Rücken und Bandscheiben steigt in Deutschland der Anteil der Erkrankten nahezu linear mit steigendem Body-Mass-Index an (☞ Abb. 4.6).

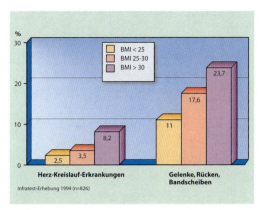

Abb. 4.6: Verbreitung verschiedener Erkrankungen in Abhängigkeit vom BMI (Männer, 30-49 Jahre).

Dies hat zur Folge, daß übergewichtige wesentlich häufiger den Allgemeinarzt in Anspruch nehmen als normalgewichtige Personen. Insgesamt ist auch hier ein nahezu linearer Trend des Inanspruchnahmeverhaltens in Abhängigkeit des Body-Mass-Index und des Alters zu erkennen (☞ Abb. 4.7).

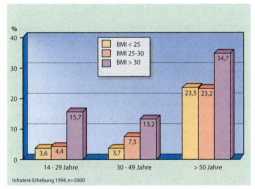

Abb. 4.7: Regelmäßige Inanspruchnahme des Allgemeinarztes im vorangegangenen Jahr nach Alter und BMI.

4.4. Kosten der Adipositas unter Berücksichtigung von Komorbiditäten

Aufbauend auf den Kostenanalysen ernährungsabhängiger Krankheiten können die Kosten der Adipositas einschließlich der mit ihr in epidemiologischem Zusammenhang stehenden Erkrankungen (Komorbiditäten) mit Hilfe eines Prävalenzansatzes, in dem die relativen bzw. attributablen Risiken der Adipositas mit berücksichtigt werden, geschätzt werden. Hierbei gibt das relative Risiko den Faktor an, um wieviel höher oder niedriger das Erkrankungsrisiko einer Personengruppe mit einer bestimmten Exposition (z.B. Adipositas) ist im Vergleich zu einer Personengruppe, bei der diese Exposition nicht vorliegt (Schneider, 1996). Ein relatives Risiko von kleiner bzw. größer als 1 bedeutet, daß Adipositas einen risikoreduzierenden bzw. risikoerhöhenden Einfluß hat.

Wenn ein kausaler Zusammenhang zwischen der Adipositas und einer Erkrankung besteht, beschreibt das faktorbezogene attributable Risiko den Anteil an Erkrankungsfällen, der auf Adipositas zurückzuführen ist. Die sich aus den relativen Risiken ergebenden faktorbezogenen attributablen Risiken wurden aus großen prospektiven Studien geschätzt und sind Tabelle 4.2 zu entnehmen. Das bevölkerungsbezogene attributable Risiko bezieht neben dem relativen Risiko auch die Prävalenz der Adipositas in der Bevölkerung ein. Das bevölkerungsbezogene attributable Risiko gibt unmittelbar darüber Auskunft, wie viele der Erkrankungen in der Bevölkerung (in Prozent) auf Adipositas zurückzuführen sind. Die Berechnung erfolgt nach der Formel:

$$\text{Bevölkerungsbezogenes attributables Risiko} = \frac{\text{Prävalenz des Risikofaktors} \times (\text{Relatives Risiko} - 1)}{1 + (\text{Prävalenz des Risikofaktors} \times (\text{Relatives Risiko} - 1))}$$

	Relatives Risiko	Attributables Risiko
Hypertonie	2,9	66 %
Herzinfarkt	1,9	47 %
Angina pectoris	2,5	60 %
Schlaganfall	3,1	68 %
Diabetes mellitus (NIDDM)	2,9	66 %
Hyperlipidämie	1,5	33 %
Gicht	2,5	60 %
Gallenerkrankungen/ Gallensteine	2,0	50 %
Dickdarmkrebs	1,3	23 %

Tab. 4.2: Relative und attributable Risiken übergewichtiger Personen mit ausgewählten Krankheiten.

Um die Adipositas-bedingten Kosten für Deutschland zu schätzen, werden die krankheitsspezifischen Kosten mit den bevölkerungsbezogenen attributablen Risiken gewichtet. Da nicht alle Komorbiditäten der Adipositas berücksichtigt werden können, handelt es sich auch hier um eine konservative Kostenschätzung. Es ist daher davon auszugehen, daß die zugrunde gelegten Prävalenz-Daten die attributablen Risiken eher unter- als überschätzen.

In der Literatur werden unterschiedlich hohe Adipositasprävalenzen und auch unterschiedliche relative Risiken genannt, aus denen sich unterschiedliche attributable Risiken ergeben. Aufgrund dieser Differenzen bietet es sich an, die Kosten auf der Basis verschiedener Modellvarianten zu schätzen. Während im Modell I eine vorsichtige Schätzung der relativen und attributablen Risiken zugrunde gelegt wird, basiert das Modell II teilweise auf höhere Literaturangaben (☞ Tab. 4.3).

Modell	Ia	Ib	IIa	IIb
Adipositasprävalenz	12 %	18 %	12 %	18 %
Attributable Risiken				
Koronare Herzkrankheiten	70 %		70 %	
Hypertonie	66 %		77 %	
Diabetes mellitus	66 %		94 %	
Gallenerkrankungen	50 %		90 %	
Gicht	60 %		60 %	
Fettstoffwechselstörungen	33 %		33 %	
Prostatakarzinom	0 %		90 %	
Brustkrebs	17 %		23 %	
Endometriumkarzinom	0 %		30 %	
Dickdarmkrebs	23 %		23 %	

Tab. 4.3: Attributable Risiken der unterschiedlichen Berechnungsmodelle.

Auch hinsichtlich der Adipositasprävalenzen werden zwei alternative Prozentsätze verwendet: die Prävalenz von 12 % basiert auf den Ergebnissen der VERA-Studie aus dem Jahre 1987/88 (Heseker et al., 1992) und diejenige von 18 % auf den Daten des Nationalen Gesundheitssurveys des Jahres 1990/91 (Hoffmeister et al., 1994). Die aus den Modellvarianten resultierenden Kostenschätzungen sind in der Tabelle 4.4 dargestellt.

Modell	Ia	Ib	IIa	IIb
Alte Bundesländer (Kosten in Mio. DM)				
Direkte Kosten	4.143	5.533	6101	7.691
Indirekte Kosten	4.490	5.989	5.713	7.338
Gesamt infolge Adipositas	8.633	11.523	11.814	15.030
Anteil an Gesamtkosten	3,1 %	4,2 %	4,3 %	5,5 %
Neue Bundesländer (Kosten in Mio. DM)				
Direkte Kosten	1.206	1.611	1.776	2.239
Indirekte Kosten	1.261	1.682	1.609	2.066
Gesamt infolge Adipositas	2.467	3.293	3.385	4.305
Anteil an Gesamtkosten	5,9 %	7,9 %	8,2 %	10,4 %

Tab. 4.4: Adipositas-bezogene Kosten in Deutschland unter Berücksichtigung von Komorbiditäten.

Die Schätzungen der Gesamtkosten der Adipositas und ihrer Komorbiditäten variieren für das Jahr 1990 in den alten Bundesländern zwischen 8,6 Mrd. DM und 15,0 Mrd. DM. Dies entspricht einem Anteil an den Gesamtausgaben im Gesundheitswesen von 3,1 bis 5,5 %. Für die neuen Bundesländern ergeben sich Gesamtkosten zwischen 2,5 und 4,3 Mrd. DM. Dies entspricht einem Anteil an den Gesamtausgaben in den neuen Bundesländern von 5,9 bis 10,4 % (☞ Tab. 4.4). Insgesamt ergeben sich für das Jahr 1990 für Deutschland Gesamtkosten zwischen 11,1 Mrd. DM und 19,3 Mrd. DM. Unter Berücksichtigung der in den Nationalen Gesundheitssurveys beobachteten Prävalenz (BMI > 30) von 18 % in den alten Bundesländern und einer konservativeren Schätzung der relativen Risiken (Modell Ib) ergeben sich Gesamtkosten der Adipositas in Höhe von **14,8 Mrd. DM**.

Unter der Annahme, daß die in den Nationalen Gesundheitssurveys in den alten Bundesländern beobachtete Adipositasprävalenz von 18 % durch Gesundheitsprogramme auf 15 % reduziert werden würde, könnten in unserem Gesundheitswesen bereits Kosten in Höhe von 2,5 Mrd. DM (= 1,29 Mrd. Euro) (Modellvariante Ib) eingespart werden. Die dargestellten Ergebnisse stellen Eckpunkte dar, zwischen denen sich die Kosten der Adipositas inkl. ihrer Komorbiditäten bewegen dürften. Es ist zu berücksichtigen, daß nicht alle der mit Adipositas zusammenhängenden Krankheiten berücksichtigt worden sind. Außerdem wurde als Grenzwert für Adipositas ein BMI > 30 herangezogen wurde. Das Erkrankungsrisiko ist aber häufig bereits bei einem BMI unter 30 signifikant erhöht.

4.5. Internationaler Kostenvergleich

In vielen westlichen Ländern wurden auf der Basis des Prävalenzansatzes ähnliche Kostenanalysen vorgenommen. Der internationale Kostenvergleich zeigt dabei eine gute Übereinstimmung. Der Anteil der Adipositas-bezogenen Kosten an den Gesamtausgaben der jeweiligen nationalen Gesundheitssysteme schwankt zwischen 2 % und 6 % (☞ Tab. 4.5). Hierbei sind allerdings methodische Unterschiede zu berücksichtigen (z.B. Berücksichtigung unterschiedlicher Komorbiditäten oder nur Berechnung der direkten Kosten).

Die ersten grundlegenden Kostenschätzungen wurden in den USA vorgenommen (Colditz, 1992). Diese Analysen wurden in vielen nachfolgenden Studien als Modell verwendet. Dabei wurden zunächst die Komorbiditäten für NIDDM, koronare Herzkrankheiten, Bluthochdruck, Gallenblasenerkrankungen sowie Brust- und Darmkrebs in die Schätzungen einbezogen. In der für das Jahr 1986 durchgeführten Analyse betrug der Anteil der Adipositas-bezogenen Kosten an den gesamten Gesundheitsausgaben 5,5 %. In einer nachfolgenden Analyse, die auch die Osteoarthritis berücksichtigte, wurde für das Jahr 1990 der Anteil der direkten Kosten an den gesamten Gesundheitsausgaben mit 6,8 % noch höher geschätzt (Wolf und Colditz, 1994). Aufbauend auf den Ergebnissen dieser Studien wurde für das Jahr 1995 eine weitere Kostenschätzung durchgeführt, in der die Krankheitskosten in den USA, differenziert nach drei BMI-Kategorien und nach drei Intervallen der Gewichtszunahme, ermittelt wurden (Wolf und Colditz, 1998). Es zeigte sich, daß die direkten und die indirekten Kosten mit zunehmendem BMI bzw. Gewichtszunahme ansteigen. Die im Kindes- und Jugendalter durch Adipositas verursachten Krankheitskosten haben in den vergangenen Jahren ebenfalls stark zugenommen und werden z.B. in den USA inzwischen mit 1,7 % der gesamten Krankenhauskosten beziffert (Wang und Dietz, 2002).

4.6. Literatur

1. BMG, Bundesministerium für Gesundheit (Hrsg.): Ernährungsabhängige Krankheiten und ihre Kosten. Nomos Verlag, Baden-Baden (1993)

2. Colditz G.A.: Economic costs of obesity. Am J Clin Nutr 55: 503S-507S (1992)

3. Heseker, H., Kohlmeier, M., Schneider, R.: Verbreitung ernährungsabhängiger Gesundheitsrisiken und objektivierbarer Zeichen von Fehlernährung - Ergebnisse der VERA-Studie. S. 30-44. In: DGE (Hrsg.): Ernährungsbericht 1992. Frankfurt (1992)

4. Hoffmeister, H., Menzink, G., Stolzenberg: National trends in risk factors for cardiovascular disease in Germany. Prev Med 23: 197-205 (1994)

5. Kurscheid, T., Lauterbach, K.: The cost implications of obesity for health care and society. Int J Obes Relat Metab Disord 22 (Suppl. 1): S3-S5 (1998)

6. Levy, E., Levy, P., Le Pen, C., Basdevant, A.: The economic cost of obesity: The french situation. Int J Obes Relat Metab Disord 19: 788-792 (1995)

7. NIH: Clinical guidelines on the identification, evaluation, and treatment of overweight and obesity in adults - the evidence report. Obesity Res 6 (Suppl. 2): 51S-210S (1998)

Land	Jahr	BMI	Anteil an den gesamten Gesundheitskosten	Literatur
USA	1986	BMI > 29	5,5 %	Colditz, 1992
USA	1990	BMI > 29	6,8 %	Wolf und Colditz, 1994
50USA	1995	BMI ≥ 30	5,7 %	Wolf und Colditz, 1998
Deutschland	1990	BMI > 30	4,2 %	Schneider, 1996
Niederlande	1991	BMI > 25 (30)	4,0 % (3 %)	Seidell und Deerenberg, 1994
Frankreich	1992	BMI > 27	2,0 %	Levy et al., 1995
Australien	1989	BMI > 30	2,0 %	Segal et al., 1994
Neuseeland	1991	BMI > 30	2,5 %	Swinburn et al., 1997

Tab. 4.5: Internationaler Vergleich der Adipositas-bezogenen Kosten.

8. NRC: Diet and health. National Academic Press, Washington DC (1989)

9. Quesenberry, C.P., Caan, B., Jacobson, A.: Obesity, health services use, and health care costs among members of a health maintenance organization. Arch Int Med 158: 466-472 (1998)

10. Rissanen, A.M.: The economic and psychosocial consequences of obesity. Ciba Found Symp. 201: 194-201 (1996)

11. Schneider, R.: Relevanz und Kosten der Adipositas in Deutschland. Ernährungs-Umschau 43: 369-374 (1996)

12. Schneider, R.: Vom Umgang mit Zahlen und Daten. Eine praxisnahe Einführung in die Statistik und Ernährungsepidemiologie. Umschau Zeitschriftenverlag, Frankfurt (1996)

13. Segal, L., Carter, R., Zimmet, P.: The cost of obesity: the Australian perspective. Pharmaeconomics 5 (suppl. 1): 42-52 (1994)

14. Seidell, J.C.: Societal and personal costs of obesity. Exp.Clin.Endocrinol.Diabetes 106 (Suppl. 2): 7-9 (1998)

15. Seidell, J.C., Deerenberg, I.: Obesity in Europe - Prevalence and Consequences for use of Medical Care. Pharmaeconomics 5 (suppl.1): 38-44 (1994)

16. Statistisches Bundesamt: Mikrozenzus. Wiesbaden, (2000)

17. Swinburn, B., Ashton, T., Gillespie, J., Cox, B., Menon, A., Simmons, D., Birbeck, J.: Health care costs of obesity in New Zealand. Int J Obes Relat Metab Disord 21: 891-896 (1997)

18. Wang, G., Dietz, W.H.: Economic burden of obesity in youths aged 6 to 17 years: 1979-1999. Pediatrics 109: 1195-1200 (2002)

19. WHO: Obesity: preventing and managing the global epidemic. Report of a WHO consultation on obesity, Genf (1998)

20. Wolf, A.M., Colditz, G.A.: The cost of obesity: The US perspective. Pharmaeconomics 5 (suppl.1): 34-37 (1994)

21. Wolf, A.M., Colditz, G.A.: Current estimates of the economic cost of obesity in the United States. Obesity Res. 6: 97- 106 (1998)

Welche Diagnostik ist beim adipösen Patienten erforderlich?

5. Welche Diagnostik ist beim adipösen Patienten erforderlich?

Was nutzt dem Patienten für Therapieentscheidungen und Prognose: Notwendiges, Optionales, Sinnloses

Auch bei Adipositas müssen diagnostische Maßnahmen wie bei jeder anderen Erkrankung dem Ziel einer exakten Diagnosestellung und rationalen Therapieplanung dienen. Dabei sind ökonomische Aspekte durchaus zu berücksichtigen.

5.1. Anamnese bei Adipositas

Für die Therapieplanung ist eine ausführliche Anamnese der Ernährungsgewohnheiten und der Entstehung der Adipositas von entscheidender Bedeutung. Durch eine ausführliche Anamnese können zahlreiche sekundäre Adipositas-Ursachen bereits ausgeschlossen werden. Die Anamnese vermag eine psychosoziale Belastungssituation, z.B. durch Schwierigkeiten am Arbeitsplatz oder in der Familie ebenso zu erfassen wie abnormes Eßverhalten, starke Gewichtsschwankungen oder frustrane Diätversuche. Bei der Familienanamnese ist insbesondere eine familiäre bzw. genetische Belastung festzustellen. Eingeschränkte körperliche Aktivität ist häufig eine wesentliche Ursache für die Entstehung einer Adipositas (1, 6).

5.2. Körperliche Untersuchung

Die körperliche Untersuchung kann deutliche Hinweise für eine sekundäre Adipositas geben. Darüber hinaus ermöglicht sie eine Beurteilung des Fettverteilungstyps. Eine Ganzkörperuntersuchung ist erforderlich. Das Körpergewicht muß objektiv gemessen werden. Auch die Körpergröße muß mitbestimmt werden. Der Taillenumfang ist ein Maß für das Risiko des Patienten. Bei Männern muß bei einem Taillenumfang von > 102 cm, bei Frauen > 88 cm ein erhöhtes Risiko angenommen werden (4). Die Blutdruckmessung zur Bestimmung des systolischen und diastolischen Blutdrucks muß an beiden Oberarmen mit breiteren Manschetten (14 cm) wegen des erhöhten Weichteilwiderstandes durchgeführt werden.

Die Berechnung des Body-Mass-Index erlaubt die Klassifikation der Adipositas, die für die Therapie-Indikation wesentlich ist. Die Adipositas wird in folgende Klassen eingeteilt:

- Als **Übergewicht** wird ein Body-Mass-Index von 25-30 kg/(m)² bezeichnet
- Von **Adipositas Grad I** sprechen wir bei einem Body-Mass-Index von 30-35 kg/(m)²
- von **Adipositas Grad II** bei einem Body-Mass-Index von 35-40 kg/(m)² und
- bei einem Body-Mass-Index > 40 von einer **Adipositas Grad III**

5.3. Laboruntersuchungen

Die Adipositas stellt den Einstieg in das metabolische Syndrom dar. Aus diesem Grund ist eine exakte Diagnostik der Parameter des metabolischen Syndroms erforderlich. Unter metabolischem Syndrom versteht man die Kombination von Adipositas mit Hyperlipoproteinämie, arterieller Hypertonie sowie diabetischer Stoffwechsellage. Die Lipiddiagnostik muß Gesamtcholesterin, LDL-Cholesterin, HDL-Cholesterin und die Triglyzeride umfassen. Die Blutentnahme sollte nach 12-stündiger Nüchtern-Phase erfolgen, die Alkoholkarenz-Phase sollte 24 Stunden betragen. Eine einmalige Bestimmung genügt in der Regel.

Eine gestörte Glucosetoleranz oder eine diabetische Stoffwechsellage kann durch Bestimmung des Nüchtern-Blutzuckers, im Zweifelsfall auch durch eine Glucosebelastung erfolgen. Im Kapillarblut sollte der Nüchternblutzucker nicht höher als 100 mg % liegen. Zum Ausschluß einer Hyperthyreose muß das TSH bestimmt werden. Auf die Bestimmung von T_3 und T_4 kann verzichtet werden. Da es bei einer geplanten Gewichtsreduktion zu einem Anstieg der Serum-Harnsäure mit konsekutivem Gichtanfall bzw. Beschwerden kommen kann, ist die Messung der Harnsäure empfehlenswert. Ausgeprägte Hyperurikämien können zu Uratablagerungen und damit zu Nierensteinen, jedoch auch zu Nierenversagen führen. Aus diesem Grund ist die Bestimmung der Harnsäure unverzichtbar. Bei geplanter Gewichtsreduktion ist vor Einleitung der

Behandlung die Bestimmung des Serum-Kaliums und des Serum-Kreatinins erforderlich.

Eine Wiederholung der TSH-, Cholesterin-, HDL-Cholesterin-, LDL-Cholesterin- und Triglyzerid-Bestimmung ist innerhalb eines Jahres nur bei zusätzlicher klinischer Indikation angezeigt (☞ Tab. 5.1).

Adipositas - Labordiagnostik
• Gesamt-Cholesterin   < 200 mg/dl (5,2 mmol/l)
• LDL-Cholesterin   < 130 mg/dl (3,4 mmol/l)
• HDL-Cholesterin   > 40 mg/dl (1,0 mmol/l)
• Triglyzeride   < 200 mg/dl (2,3 mmol/l)
• Blutzucker (evtl. OGTT)   < 110 mg/dl (6,1 mmol/l)
• Harnsäure   < 6,5 mg/dl (387 µmol/l)
• TSH   0,32 - 5,0 µU/ml
Bei geplanter Gewichtsreduktion zusätzlich
• Kalium
• Kreatinin

Tab. 5.1: Labordiagnostik bei Adipositas. Eine Wiederholung der TSH-, Cholesterin-, HDL-Cholesterin-, LDL-Cholesterin- und Triglyzeridbestimmung ist innerhalb eines Jahres nur bei zusätzlicher klinischer Indikation angezeigt.

5.4. Erweiterte Diagnostik

Eine Erweiterung der Diagnostik ist erforderlich bei Beschwerden des Patienten oder bei klinischem Verdacht auf eine andere Erkrankung. Zum Ausschluß einer koronaren Herzerkrankung kann ein Ruhe-EKG sowie Belastungs-EKG erforderlich sein, zur Erfassung einer linksventrikulären Hypertrophie bei Hypertonie ist gelegentlich eine Echokardiographie angezeigt. Gallensteine können gehäuft bei Gewichtsreduktion auftreten, so daß bei Beschwerden eine Oberbauch-Sonographie zum Ausschluß oder Nachweis einer Cholezystolithiasis, einer Fettleber oder einer Lipomatosis pancreatis angezeigt ist. Eine sonographische Untersuchung kann auch eine Nierenfunktions- bzw. Ausscheidungsstörung frühzeitig erkennen. Bei ausgeprägter Belastungsdyspnoe, übermäßiger Müdigkeit und ausgeprägten Schnarchperioden muß eine Abklärung der Lungenfunktion erfolgen, da Adipositas häufig mit einem Schlafapnoe-Syndrom vergesellschaftet ist.

5.5. Endokrine Ursachen

Die häufigsten endokrinen Ursachen bei Adipositas sind eine Unterfunktion der Schilddrüse (Hypothyreose), ein Hyperkortisolismus (Cushing-Syndrom), eine gonadale Unterfunktion bzw. hypothalamische Störungen, STH- und Prolaktinmangel und polyzystische Ovarien. Diese Erkrankungen finden sich in weniger als 1 % bei Adipositas und müssen natürlich bezüglich ihrer Grundkrankheit abgeklärt und therapiert werden. Die Adipositas stellt nicht die Ursache für diese Erkrankungen dar.

5.6. Bestimmung der Körperzusammensetzung

Zahlreiche Methoden zur Bestimmung der Körperzusammensetzung werden angewandt (☞ Tab. 5.2). Nur wenige werden den Anforderungen einer wissenschaftlich exakten Messung gerecht. Als Erklärung mag die Vielfalt des menschlichen Organismus dienen. Der Körperbau des Menschen kann außerordentlich unterschiedlich sein. Dies betrifft den androiden und gynoiden Fettverteilungstyp, ebenso wie die Konstitutionstypen nach Kretschmer. Eine exakte Messung ist für das Körperwasser möglich. Die Hochrechnung auf Körperfettmasse aus dem Körperwasser beinhaltet jedoch bereits eine große Fehlerbreite.

Der menschliche Körper kann unterschiedlich eingeteilt werden. Anatomische Prinzipien trennen Fettgewebe und Lean-Body-Mass. Die Lean-Body-Mass enthält aber auch Wasser und Muskulatur. Eine rein organische Einteilung muß die fettfreie Körpermasse aus Wasser, Protein und Mineralien berücksichtigen.

> **Bestimmung der Körperzusammensetzung**
>
> - Caliper-Methode
> - Bioelektrische Impedanz
> - TOBEC (*total body electrical conductivity*)
> - TRIM (*tissue resonance impedance measurement*)
> - EMSCAN (*electromagnetic scanning*)
> - DEXA (*dual X-ray-absorptiometry*)
> - DPA (duale Photonenabsorptionsmetrie)
> - Isotopenverdünnungsmethode (Deuterium, Tritium, Sauerstoff-18)
> - Kalium^{40}
> - Infrarotspektrometrie
> - Ultraschall
> - Computer-Tomographie
> - Kernspintomographie (NMR)
> - Densitometrie

Tab. 5.2: Methoden zur Bestimmung der Körperzusammensetzung (nach Wenzel).

Nur wenige Methoden zur Bestimmung der Körperzusammensetzung haben klinische Relevanz erworben. Durch Computertomographie kann das intraabdominelle Fett planimetrisch relativ exakt erfaßt und quantifiziert werden. Für eine exakte Bestimmung sind jedoch zahlreiche Schnittbilder erforderlich. Dies hat eine hohe Strahlenbelastung, die nicht vertretbar ist, zur Folge. Die Kernspintomographie ist prinzipiell bei Dünnschichtanwendung für die Bestimmung der Gesamtkörperfettmasse geeignet. Allerdings ist dieses Verfahren sehr teuer und scheidet aus Kostengründen aus. Isotopenverdünnungsmethoden eignen sich für die Bestimmung einzelner Kompartimente und sind immer darauf angewiesen, für die Errechnung der Fettmasse mit Kalkulationen und Hochrechnungen auszukommen. Relativ exakte Daten für die Körperfettmasse werden durch die duale Photonen-Absorptionsmethode (DEXA) berichtet. Jedoch benötigt auch dieses Verfahren Röntgenstrahlen. Die Methode der Infrarotspektrometrie mißt die Reflektion eines Infrarotstrahles an bestimmten Stellen. Dadurch ist die Fettschichtdicke relativ exakt zu messen. Jedoch ist die Hochrechnung auf die Gesamtkörperfettmasse nicht zulässig, da sie mit zu hohen Fehlern verbunden ist. Auch die Ultraschallmethode kann exakt die subkutanen Fettschichtdicken messen. Jedoch ist auch hier eine Hochrechnung auf die Gesamtkörperfettmasse fehlerhaft. Insbesondere läßt sich das intraabdominelle Fett mit Ultraschall nicht sicher und reproduzierbar erfassen.

Die älteste Methode stellt die Calipermethode dar. Dabei wird an verschiedenen Körperstellen die subkutane Fettschichtdicke gemessen. Das Problem dieser Methode ist die Doppelschichtmessung. Die Bestimmung der Gesamtkörperfettmasse ist auf komplexe Formeln, die sich auf alte Leichenanalysen von Siri beziehen, angewiesen.

Sehr kostengünstig kann man inzwischen bioelektrische Impedanzgeräte zur Bestimmung der Körperzusammensetzung erwerben. Dabei wird ein definierter Wechselstrom in extra- und intrazellulärer Flüssigkeit fortgeleitet. Aus dem Widerstand kann relativ exakt auf den Wassergehalt des menschlichen Körpers geschlossen werden, da die Leitfähigkeit der menschlichen Körperflüssigkeit bekannt ist. Die Hochrechnung auf die Gesamtkörperfettmasse ist jedoch auch hier mit Fehlern verbunden. Je adipöser der Patient ist, desto höher ist die Fehlerquote. Abweichungen bis zu 30 % müssen in Kauf genommen werden. Bewährt hat sich allerdings die bioelektrische Impedanzmessung als Compliance-Instrument bei der Therapieführung von Patienten.

Nach dem archimedischen Prinzip läßt sich bei bekannten Einzeldichten von Fettgewebe und fettfreier Körpermasse die Gesamtkörpermasse bestimmen. Dazu ist die exakte Dichtemessung des menschlichen Körpers notwendig. Die Dichtemessung ist zwar exakt. Die Hochrechnung auf das Körperfett ist jedoch wiederum auf kalkulierte Mittelwertangaben angewiesen. Die Dichtemessung benötigt eine exakte Wägung des menschlichen Körpers durch eine nahezu reibungsfreie Waage. Zusätzlich ist eine exakte Volumenmessung erforderlich, die auch intrapulmonale und intraabdominelle Luftvolumina erfaßt. Durch Densitometrie kann bei einem 100 kg schweren Menschen das Körperfett auf ±300 Gramm genau bestimmt werden. Deshalb stellt die Densitometrie den Goldstandard für die Bestimmung der Körperfettmasse dar. Das erste Modell einer densitometrischen Anlage wurde von Irsigler und Veitl in Wien inauguriert und fand seinen Nachfolger in Form des "Ulmer Fasses", das von Wenzel entwickelt wurde (2, 5, 7). Beide Meßverfahren stehen derzeit nicht zur Verfügung.

5.7. Schlußfolgerung

Für die Diagnostik einer Adipositas sind eine ausführliche Anamnese, Familienanamnese, Ernährungs- und Gewichtsanamnese sowie eine gründliche körperliche Untersuchung unverzichtbar. Das Körpergewicht und die Körpergröße müssen gemessen werden, die daraus mögliche Berechnung des Body-Mass-Index (BMI) und Ermittlung eines gynoiden oder androiden Fettverteilungstyps vermögen das Risiko weiter abzuklären. Unverzichtbar ist die Messung des systolischen und diastolischen Blutdrucks, des Gesamtcholesterins, des LDL-Cholesterins, des HDL-Cholesterins, der Triglyzeride, des Nüchtern-Blutzuckers und der Harnsäure. Sekundäre Ursachen einer Adipositas wie eine Schilddrüsenunterfunktion, ein Cushing-Syndrom oder andere Störungen sind in der Regel durch eine gründliche körperliche Untersuchung auszuschließen, im Einzelfall ist eine erweiterte Labordiagnostik erforderlich.

Optional sind für Diagnosestellung, Therapieplanung und auch Prognosebeurteilung die Methoden zur Bestimmung der Körperzusammensetzung. Für den erfahrenen Kliniker ist die Ganzkörperuntersuchung in Verbindung mit dem Body-Mass-Index und dem Taillenumfang ausreichend, um eine vermehrte Gesamtkörperfettmasse zu erkennen. Von den zahlreichen Methoden zur Bestimmung der Körperzusammensetzung können als optionale Verfahren nur die Calipermethode und die bioelektrische Impedanzmethode empfohlen werden. Beide Methoden sind jedoch keine exakten Berechnungsverfahren, da sie auf Schätzwerte angewiesen sind. Als Compliance-Instrument können jedoch beide Verfahren in der Therapiebegleitung durchaus nützlich sein.

> Adipositas kann kostengünstig und schnell diagnostiziert werden, wenn der untersuchende Arzt eine gute medizinische Ausbildung und ausreichende klinische Erfahrung aufweist. Für wissenschaftliche Fragestellungen mag die Entwicklung aufwendiger Meßverfahren zur Bestimmung der Körperzusammensetzung notwendig sein. Für eine exakte Diagnosestellung der Adipositas, Risikobeurteilung, Therapieplanung und Durchführung reichen die zur Verfügung stehenden diagnostischen Verfahren völlig aus.

Es liegt zwar in der Einzelentscheidung des behandelnden Arztes, welche diagnostischen Verfahren er einsetzt. Ein zunehmender Mangel an Ressourcen wird uns jedoch alle dazu zwingen, Empfehlungen und Leitlinien von Fachgesellschaften diesbezüglich exakter zu beachten (3).

5.8. Literatur

1. Bray AG, Bouchard C, James WPT: Handbook of Obesity. Marcel Dekker, Inc. New York - Basel - Hongkong 1998.

2. Irsigler K, Schmid P, Schlick W, Heitkamp H: A new method of measuring body composition, using a bouyancy scale and pressure volumetry. Newmann, London (Recent advances in obesity research I, 110) (1975).

3. Leitlinien zur Therapie der Adipositas der Deutschen Adipositasgesellschaft. Adipositas Mitteilungen 16 (1998) 6-28, Demeter-Verlag.

4. Vague J: Obesities. John Libbey & Comp., 1991, London.

5. Veitl V, Irsigler K, Ogris E: Body composition, glucose tolerance, serum insulin, serum lipids and eating behaviour in top Austrian sportsmen. Nutr Metab 21, 1977, (suppl. 1), 88.

6. Wechsler JG: Adipositas - Ursachen und Therapie. Blackwell-Verlag - Berlin 1998.

7. Wenzel H: Methoden zur Bestimmung der Zusammensetzung des menschlichen Körpers. Dissertation Univ. Ulm 1996.

Effektive Adipositastherapie - Motivation als Schlüssel zum Erfolg

6. Effektive Adipositastherapie - Motivation als Schlüssel zum Erfolg

6.1. Theoretische Konzepte

Die Beurteilung der Wirksamkeit von Adipositastherapie gestaltet sich schwierig: Auf der einen Seite sind immer größere Erfolge einer kurzfristigen Gewichtsreduktion zu verzeichnen, auf der anderen Seite belegen Katamnesestudien die mangelnde Langzeitwirkung der angebotenen Maßnahmen.

> Ein bis zwei Drittel des verlorenen Gewichtes kehren binnen eines Jahres wieder, nach fünf Jahren haben fast alle Patienten ihr Ausgangsgewicht erreicht.

Wie ist dies zu erklären?

Häufig werden bei der Festlegung therapeutischer Maßnahmen eindimensionale Konzepte verwendet. Werden die Ursachen primär im psychischen Bereich angesiedelt, wird dementsprechend versucht, die Adipositas **psychotherapeutisch** in den Griff zu bekommen. Hier hat der überweisende Arzt bislang meist die Qual der Wahl zwischen indirekten oder direkten Maßnahmen. Erstere betreffen (unspezifische) Psychotherapien. Letztere sind Regelwerke, die versuchen, unmittelbar das Eßverhalten der Patienten zu modifizieren. Solche Regeln, die noch heute gerne als Tips und Ratschläge weitergegeben werden, lauten etwa:

- "Ich lasse immer einen Rest auf dem Teller"
- "Ich gehe nur mit Einkaufszettel einkaufen" oder
- "Nach jedem Bissen lege ich Messer und Gabel aus der Hand"

Da jedoch die Adipositas weder ausschließlich auf intrapsychische Konflikte o.Ä. zurückgeht noch ausschließlich mit falschen Verhaltensgewohnheiten zusammenhängt, bleibt der dauerhafte Erfolg aus.

Eine dritte Option - dies stellt die Mehrzahl der zur Verfügung stehenden therapeutischen Programme dar - betrifft **diätetische Maßnahmen**. Auch wenn unter ernährungsphysiologischen Gesichtspunkten Formulardiäten von Crash-, Blitz- oder Nulldiäten unterschieden werden müssen, haben sie doch gemeinsam, daß sich ihre rigiden Strategien deutlich von dem gewohnten Eßverhalten der Patienten und deren Alltagskost unterscheiden. Aus dem Verzicht auf bestimmte Lebensmittel ergeben sich erste Schwierigkeiten: Schon nach kurzer Zeit verlieren die wohldosierten Milchshakes oder die dreimal täglich verzehrte Ananas ihre Attraktivität, und es entsteht Heißhunger auf "verbotene" Speisen. In vielen Fällen wird dem Verlangen noch während der Diät nachgegeben. Die Abweichungen vom Diätplan werden in der Regel verheimlicht, was die Compliance gegenüber dem Behandler beeinträchtigt. Im ungünstigsten Fall führt dieses Ereignis nach dem Motto "Nach dieser Sünde ist sowieso alles egal" zum Abbruch der Diät. Auch wenn sich manche zum konsequenten Einhalten der Diätvorgaben zwingen können, kommt es spätestens nach der Diät zum Rückfall in gewohnte Verhaltens- und Verzehrmuster und somit zur stetigen Gewichtszunahme.

> Diäten sind meist nicht auf eine langfristige Durchführung angelegt, sondern werben mit einem schnellen Gewichtsverlust. Eine genaue Analyse zeigt, daß gerade die fehlenden Aufrechterhaltungsstrategien für Rückfälle verantwortlich sind.

Daß Rückfallpatienten das Wiegen, körperliche Aktivität oder eine bestimmte Ernährung nicht einhalten, liegt zum einen daran, daß Aufrechterhaltungsstrategien oft nicht besprochen und meist nicht eingeübt werden. Eine weitere Ursache liegt in kognitiven Barrieren:

> Unrealistische Ziele führen zu Abwertung der Erfolge und zur Selbsteinschätzung als "unfähig".

Da der Patient statt des angestrebten Drittels "nur" 10 Prozent seines Gewichtes verloren hat, zeigt er Widerstand gegen Aufrechterhaltungsstrategien, da diese als Akzeptanz des "zu geringen" Erfolges aufgefaßt werden. So wird der Selbstwert oft primär über das Gewicht definiert und Rückschläge als "Alles-oder-Nichts"-Phänomen angesehen.

Jede Zunahme oder auch jeder Stillstand beim Gewichtsverlust wird als totaler Rückfall bewertet.

Die Erfolgsbilanz bestehender Therapieangebote spiegelt die Motivationslage der Patienten wider: Der typisch Adipöse verfolgt unrealistische Ziele (zu viel, zu schnell) und hat viele fehlgeschlagene Abnehmversuche hinter sich. Viele Patienten werden daher v.a. durch Furcht vor Mißerfolg und weniger durch Hoffnung auf Erfolg motiviert; wenn überhaupt wird auf neue Wundermittel gehofft. Die Folge sind schlechte Compliance, Mißerfolge und Hoffnungslosigkeit.

Aus dieser Analyse ergeben sich Forderungen an die Praxis. Zur langfristigen Durchführung und somit zur Steigerung der Effektivität von Therapien müssen verschiedene Maßnahmen miteinander kombiniert werden, die insbesondere die Motivation des Patienten berücksichtigen und explizit durch Aufrechterhaltungsstrategien ergänzt werden.

6.2. Praktische Umsetzung

6.2.1. Motivation des Patienten

Eine Umfrage unter professionellen Helfern in der Adipositastherapie lohnt sich: Ärzte, Psychotherapeuten, Ernährungswissenschaftler bzw. -berater oder Apotheker sind in der Mehrzahl davon überzeugt, daß "der Dicke" sich durch Eigenschaften wie gesellig, genußorientiert, faul, träge, inkonsequent und willensschwach auszeichnet. Essen benutzt der Dicke nicht zur Aufrechterhaltung seiner Lebensfunktionen, sondern zur Kompensation des als anstrengend empfundenen Tages und zur Streßreduktion. Unter rein gesundheitlichen Aspekten betrachtet ist ein solches Ernährungsverhalten tatsächlich ein Fehlverhalten. Außer acht bleiben bei dieser eindimensionalen Beurteilung mögliche andere Motive, die die Essensauswahl bestimmen, wie z.B. sensorische, emotionale, situative, soziale oder ökonomische (Pudel, 1999). Bei näherer Betrachtung zeigt sich, daß die oben erwähnten Eigenschaften, Verhaltensweisen und Motive, durchaus auch auf Normalgewichtige zutreffen!

Die negativen wie auch die positiven Vorurteile gegenüber adipösen Menschen verhindern jedoch oftmals eine optimale Motivation und beeinflussen den therapeutischen Verlauf. Ein Überdenken der allgemein vorherrschenden Einstellung kann Grundlage für eine gute therapeutische Beziehung sein. Statt einer vorwurfsvollen Haltung und indirekter Schuldzuweisung sollten eine positive Wertschätzung und Einfühlungsvermögen deutlich werden. Konkret bedeutet dies Interesse an den bisherigen Erfahrungen des Patienten zeigen durch gezieltes Nachfragen und Reflektieren der Aussagen des Patienten ("Wenn ich Sie richtig verstanden habe...") und Verwenden einer einfachen, bildhaften Sprache mit konkreten Äußerungen unter Verzicht von medizinischem Fachjargon. Statt der vorschnellen Empfehlung und Verordnung bestimmter - meist diätetischer - Maßnahmen können gemeinsam mit dem Patienten individuelle Strategien erarbeitet werden.

Adipositasbehandlungen finden unter unterschiedlichen Rahmenbedingungen statt: Stationär, ambulant, innerhalb der hausärztlichen Betreuung oder als explizite Adipositasprogramme, Einzeln oder in Gruppen. Unabhängig vom nachfolgenden Setting sollte zu Beginn einer Maßnahme ein ausführliches Einzelgespräch zwischen Patient und Behandler stattfinden. Dieses Gespräch verfolgt drei Ziele:

- direkte Motivation des Patienten zur fortlaufenden Teilnahme
- Entwicklung einer realistischen Erwartung zu möglichen Veränderungen und Zielen
- Informationsvermittlung über den geplanten weiteren Ablauf der Maßnahme

6.2.1.1. Direkte Motivation des Patienten

Durch die intensive Form des Einzelgesprächs können Informationen gesammelt werden, die eine individuelle Anpassung geplanter therapeutischer Maßnahmen an den Patienten ermöglicht. Analysiert wird die jeweilige Gewichtsentwicklung des Patienten, seine bisherigen Erfahrungen mit Gewichtsreduktion und mögliche Ressourcen. Die momentane Lebenssituation wird erfaßt, und gemeinsam entwickeln Behandler und Patient eine Ursachenerklärung für das entstandene Übergewicht. Besondere Lebensereignisse sowie persönliche Werte und Überzeugungen können so berücksichtigt werden.

Konkret kann nach dem folgenden Fragekatalog vorgegangen werden:

1. Wie hat sich ihr Gewicht im Laufe der Zeit entwickelt?

- Waren Sie auch als Kind übergewichtig?
- Gab es starke Schwankungen in der Gewichtsentwicklung? Wenn ja, welche Ursachen gibt es dafür?
- Bitte zeichnen Sie den Verlauf Ihres Gewichts in folgendes Diagramm ein (☞ Abb. 6.1)?
Dabei registrieren: Wann wurde zum ersten mal ein BMI von 25/30 erreicht?

2. Welche Erfahrungen haben Sie bisher mit Gewichtsreduktionsprogrammen/Diäten gemacht?

- Was hat gut funktioniert? (Wo liegen die Ressourcen des Patienten?)
- Woran sind Sie gescheitert? (verdient während der Therapie besondere Beachtung!)

3. Wie sieht Ihre momentane Lebenssituation aus?

- *Familienstand*: alleinstehend/getrennt/mit Partner/in? Kinder? Gibt es derzeit besondere Probleme oder Veränderungen?
- *Berufliche Situation*: Gibt es derzeit besondere Belastungen?

Eine Ernährungs- bzw. Verhaltensänderung ist mit viel Energie und notwendiger Selbstkontrolle des Patienten verbunden. Falls besondere Belastungen angegeben werden, sollte gemeinsam mit dem Patienten überlegt werden, ob ein Therapiebeginn zum derzeitigen Zeitpunkt sinnvoll ist.

4. Was glauben Sie sind die Ursachen Ihres Übergewichtes?

- Vererbung/zuviel Essen/fettreiches Essen/mangelnde Bewegung (dient als Hinweis zum Erklärungsmodell des Patienten für das entstandene Übergewicht)

5. Wie sieht ihr momentanes Eßverhalten aus? (Verhaltensdiagnose)

- Wo essen Sie meistens?
- Welche Lebensmittel verwenden Sie am häufigsten?
- Was essen Sie gerne?

Anhand der möglichen Antworten wird deutlich, daß die Ausgangslage der Patienten unterschiedlich ist. Je nach Informationsstand, Krankeitseinsicht, bisherigen Erfahrungen und psychosozialen Begleitstörungen muß es individuell unterschiedliche Schwerpunkte in der Therapie geben. Das Vorgehen bei einer 45jährigen verheirateten Hausfrau mit drei Kindern und unzähligen Diäterfahrungen ist anders als bei einem 35jährigen Jungunternehmer, der aufgrund einer anstehenden Herzoperation an Gewicht verlieren muß, oder dem in Scheidung lebenden 55jährigen Fernfahrer mit deutlich erhöhtem Cholesterinspiegel.

6.2.1.2. Entwicklung realistischer Ziele

Grundvoraussetzung für eine Adipositasbehandlung ist eine realistische Zielsetzung, bei der erreichbare Gewichtsziele innerhalb einer angemessenen Zeitspanne festgelegt werden. Der "Griff nach den Sternen" ("10 Kilo in 14 Tagen") läßt jeden Erfolg unterhalb dieser Zielvorgabe als persönliches Versagen erscheinen, und dies führt in der Regel zum Therapieabbruch. Vermittelt werden soll, daß bereits eine Gewichtsabnahme von mindestens 5 % des Ausgangsgewichts zu signifikanten medizinischen Vorteilen führt und dementsprechend als Erfolg zu bewerten ist. Aus lerntheoretischer Sicht wirkt eine solche Bewertung als positive Verstärkung für bisher gezeigtes Verhalten, d.h. die therapeutischen Maßnahmen werden weiterhin angewandt. Nach einer Abnahme von 10-15 % konzentriert sich die Behandlung auf Maßnahmen zur erfolgreichen Gewichtsstabilisierung.

Besonders wirksam ist es, den Patienten selbst ein realistisches Ziel finden zu lassen. Graphiken, in denen der Patient seinen bisherigen und angenommen zukünftigen Gewichtsverlauf einzeichnen kann, sind dabei hilfreich.

Typisch wäre dabei der folgende Verlauf (☞ Abb. 6.1):

6.2. Praktische Umsetzung

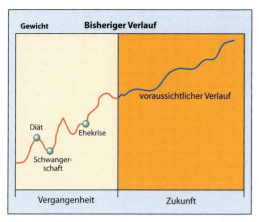

Abb. 6.1: Bisheriger und angenommener zukünftiger Verlauf.

Nun sollte der Patient in einer zweiten Kurve seine Wunschvorstellung bezüglich der zukünftigen Gewichtsentwicklung darstellen.

Typisch wäre folgende Kurve (☞ Abb. 6.2):

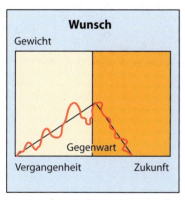

Abb. 6.2: Wunschvorstellung der zukünftigen Gewichtsentwicklung.

Oft wird dem Patienten durch die graphische Darstellung deutlich, daß seine Wunschvorstellungen in unrealistischer Weise von der zu erwartenden Entwicklung abweichen. In einer dritten Kurve werden mögliche realistische Ziele dargestellt (☞ Abb. 6.3).

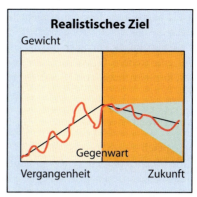

Abb. 6.3: Realistisches Ziel der zukünftigen Gewichtsentwicklung.

Als Alternative zum Wunschgewicht können auch andere Ziele in Betracht gezogen werden. Erstrebenswert wäre beispielsweise verbesserte medizinische Parameter oder eine kleinere Konfektionsgröße. Gemeinsam mit dem Behandler werden zunächst Teilziele formuliert. Diese orientieren sich an der individuellen Ausgangslage des Patienten. Die schriftlich fixierten (Teil-) Ziele werden dann zu einem definierten Zeitpunkt überprüft. Dieser Zeitpunkt sollte innerhalb eines für den Patienten absehbaren Zeitraums liegen, da ein zu langer Aufschub von Bestätigung und Lob demotivierend wirken kann.

■ **Beispiele für konkrete, erreichbare Teilziele**

Ausgangslage	Teilziele
Jeden Tag eine Tafel Schokolade	In den nächsten zwei Wochen nur 11 Tafeln Schokolade
Jeden Werktag unterwegs eine Bratwurst	In den nächsten zwei Wochen zweimal anstelle der Bratwurst ein fettnormalisiertes Wurstbrötchen
Nie Obst	In der nächsten Woche einen Obsttag einlegen

Tab. 6.1: Ausgangslage/Teilziele.

6.2.1.3. Informationen über die Behandlung

Der Patient sollte im ersten Gespräch die wichtigsten Grundlagen und Informationen zum weiteren Therapieverlauf erhalten. Dies betrifft sowohl organisatorische wie inhaltliche Aspekte. Entspricht die angebotene Betreuung nicht den Erwartungen des Patienten, so lassen sich unangemessene Erwartungen korrigieren. Die Entscheidung für eine weitere Teilnahme sollte in jedem Fall gut informiert, bewußt und freiwillig getroffen werden.

■ Erstgespräch

Im Erstgespräch sollten die Ursachen des Übergewichtes besprochen werden, so daß der Patient den Zusammenhang zwischen genetischer Disposition und (Eß-)Verhalten erkennt und sein Veränderungspotential richtig einschätzen kann.

> Bei der Motivation des Patienten ist entscheidend, daß der Patient nicht überwiegend mit den negativen Langzeitfolgen seines gesundheitsschädlichen Verhaltens konfrontiert wird, sondern die bereits kurzfristig positiven Konsequenzen eingesetzter Maßnahmen nachvollziehen kann. In der Regel sind Übergewichtige nicht durch die Prophezeiung, daß sie in spätestens zehn Jahren an einem Diabetes mellitus leiden, zu einer Umstellung ihrer Lebensweise zu bewegen. Vielmehr soll der übergewichtige Patient mit dem Willen zum Abnehmen die positiven Aspekte einer gesunden und genußreichen Lebensweise unmittelbar erfahren.

Entscheidend sind Strategien, die langfristig durchgehalten werden können und keine prinzipielle Einschränkung von Genuß und Lebensfreude bedeuten (Stichwort: flexible Kontrolle einer fettnormalisierten Ernährung, ☞ Kap. 8.).

Ein solch u.U. zeitintensives Einzelgespräch (60-100 min) stellt in gewisser Hinsicht einen Luxus dar, macht sich aber letztendlich langfristig bezahlt. Durch die Berücksichtigung individueller Besonderheiten und Ansichten des Patienten kann ein gemeinsames Erklärungsmodell für die Entstehung der Adipositas mit dem Patienten erarbeitet werden. Fragen, mögliche Bedenken und Befürchtungen des Patienten sollten in jedem Fall berücksichtigt werden. Nur wenn sich Behandler und Patient über die Ursachen und aufrechterhaltenden Bedingungen des Übergewichtes einig sind, kann Konsens über die Behandlung bestehen und damit langfristige Compliance gegenüber dem Behandler.

Richtig essen - aber wie?

7. Richtig essen - aber wie?

Eine erfolgreiche Behandlung des Übergewichts bedeutet, daß die Reduktion des Körpergewichts - in welcher Größenordnung auch immer sie stattfinden mag, über einen langen Zeitraum (Jahre bis Jahrzehnte) bewahrt werden sollte. Ansonsten ist von einer Gewichtsreduktion kein gesundheitserhaltender Vorteil zu erwarten. Ein langfristiger Erfolg kann aber nicht durch eine Diätmaßnahme erzielt werden. Der Begriff der Diät beinhaltet eine Veränderung der Eßgewohnheiten, die von den meisten Menschen nicht als Dauerlösung akzeptiert wird. Nach einer bestimmten Zeit führt die Diätmaßnahme zu einem zunehmenden Leidensdruck, welcher schnell durch Beendigung der Diät und Rückkehr zu den alten Eßgewohnheiten beseitigt werden kann. Dadurch wird die Chance zur Rückkehr auf das alte Körpergewicht und darüber hinaus sehr groß. Zusätzlich wird dieser Jo-Jo-Effekt noch durch die unter den Diäten meistens drastischen Veränderungen des Energiestoffwechsels unterstützt.

Das Prinzip einer langfristig erfolgreichen Gewichtsreduktion muß deshalb eine Abkehr von den bisher geübten Eßgewohnheiten beinhalten. Die Veränderungen im Eßverhalten müssen aber für jeden Patienten langfristig akzeptabel sein. Das Grundprinzip muß sich daher aus mehreren Komponenten zusammensetzen:

1.	Es muß die Energiezufuhr reduziert werden, da nur eine negative Energiebilanz das Einschmelzen der Fett-Depots gewährleistet. Diese Maßnahme kann unterstützt werden durch eine Steigerung des Energieverbrauchs in Form körperlicher Bewegung (☞ Kap. 9.)
2.	Es muß, trotz reduzierter Energieaufnahme, die Sättigung gewährleistet sein, da ein zu starkes Hungergefühl auf Dauer nicht durchzuhalten ist
3.	Es müssen die individuellen Gewohnheiten des Patienten bei allen Ratschlägen zur Umstellung des Eßverhaltens berücksichtigt werden. Gewohnheiten, die sich über Jahre bis Jahrzehnte im täglichen Lebensrhythmus als angenehm erwiesen haben, werden erfahrungsgemäß nicht in kurzer Zeit aufgegeben, insbesondere dann nicht, wenn die so genannten neuen und besseren Ernährungsgewohnheiten eher als unangenehm eingeschätzt werden

Zur richtigen Einschätzung des individuellen Eßverhaltens ist es empfehlenswert, sich zunächst mit Hilfe eines Ernährungstagebuches, das mindestens 8, besser 14 Tage, vom Patienten geführt wird, zu informieren. Eine Vorlage für eine Tagebuchseite ist in Abb. 7.1 wiedergegeben.

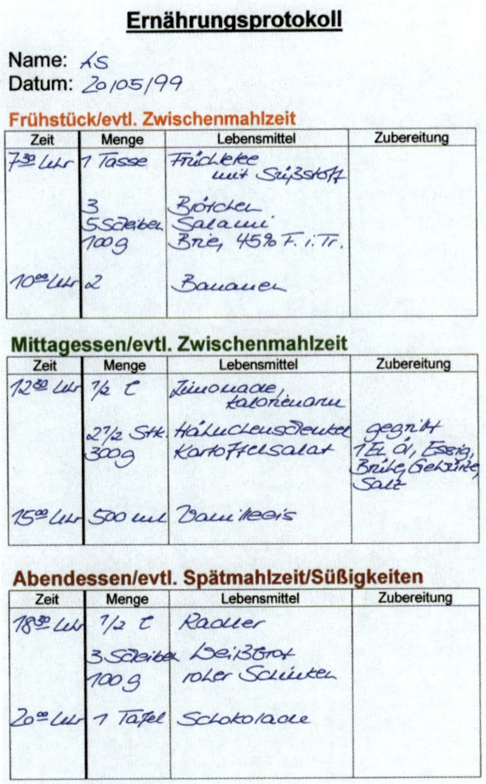

Ernährungsprotokoll

Name: KS
Datum: 20/05/99

Frühstück/evtl. Zwischenmahlzeit

Zeit	Menge	Lebensmittel	Zubereitung
7^{30} Uhr	1 Tasse	Früchtetee mit Süßstoff	
	3	Brötchen	
	5 Scheiben	Salami	
	100g	Brie, 45% F. i. Tr.	
10^{00} Uhr	2	Bananen	

Mittagessen/evtl. Zwischenmahlzeit

Zeit	Menge	Lebensmittel	Zubereitung
12^{30} Uhr	1/2 l	Limonade, kalorienarm	
	2 1/2 Stk.	Hähnchenschenkel	gegrillt
	300g	Kartoffelsalat	1 EL Öl, Essig, Brühe, Gewürze, Salz
15^{00} Uhr	500 ml	Vanilleeis	

Abendessen/evtl. Spätmahlzeit/Süßigkeiten

Zeit	Menge	Lebensmittel	Zubereitung
18^{30} Uhr	1/2 l	Radler	
	3 Scheiben	Weißbrot	
	100 g	roher Schinken	
20^{00} Uhr	1 Tafel	Schokolade	

Abb. 7.1: Beispiel für ein Ernährungsprotokoll vor Beginn einer Adipositastherapie.

7.1. Wie sieht Fehl- und Überernährung in der Praxis aus?

Die Auswertung einer großen Zahl von Ernährungsprotokollen hat gezeigt, daß Übergewicht und Adipositas sowohl mit einer niedrigen als auch mit einer hohen täglichen Kalorienzufuhr einhergehen kann (☞ Abb. 7.2). Dies ist auch leicht nachvollziehbar, wenn man bedenkt, daß das Körpergewicht nicht nur durch die Energiezufuhr, sondern auch durch den Energieverbrauch bestimmt wird und die Differenz darüber entscheidet, ob wir an Gewicht zunehmen, abnehmen oder das Körpergewicht konstant halten. In der Praxis bedeutet dies, daß ein Mensch, der durch Grundumsatz und körperliche Aktivität 1.800 kcal/Tag verbraucht, bei einer täglichen Energieaufnahme von 2.000 kcal bereits einen Energieüberschuß erzielt. Über den Zeitraum eines Jahres führt diese tägliche Energiedifferenz zum Anstieg des Körpergewichtes um ca. 10 kg.

Der Patient soll alles, was er ißt und trinkt unter Berücksichtigung besonderer Umstände (Tageszeit, Ort, Sättigung etc.) in dieses Protokoll eintragen.

Je weniger die neuen Eßgewohnheiten von dem bisherigen, häufig über Jahrzehnte etablierten Rhythmus abweichen, desto leichter kann der Patient Veränderungen im Eßverhalten und in der Speisenauswahl umsetzen. Durch Vorlieben und individuelle Geschmacksempfindung stehen bevorzugte Speisen häufiger auf dem Protokoll. Empfehlungen, die aus Gründen der Energiebilanz hinsichtlich einer gesunden Ernährung hervorragend sein könnten, stoßen auf Ablehnung, sobald individuelle Geschmacksvorlieben nicht getroffen werden und werden deshalb auch nicht umgesetzt.

Dem Ernährungstagebuch ist auch zu entnehmen, ob der Patient ein Sättigungsgefühl erst *nach* Verzehr sehr großer Mengen verspürt oder aber immer wieder zwischendurch Snacks bzw. kleine Mahlzeiten "einschiebt". Nicht wenige Patienten nehmen ihr Hunger-/Sättigungsgefühl schon nicht mehr wahr. Damit wird die Nahrungsaufnahme nicht durch das Hungergefühl determiniert, sondern lediglich durch die Tatsache, an etwas Eßbares zu denken, es zu sehen oder zu riechen.

Für die Beratung des übergewichtigen Patienten ist zusätzlich von Bedeutung, ob das Essen selbst zubereitet wird, ob die Mahlzeiten in der Familie eingenommen werden oder ob - aus unterschiedlichsten Gründen - häufig in Restaurants oder Kantinen gegessen wird.

Derartige Situationen müssen in Vorschlägen zur Umstellung des Eßverhaltens berücksichtigt werden.

Für die Motivation, ein möglichst komplettes Ernährungsprotokoll zu führen, ist es in der Praxis sehr hilfreich, die Patienten darauf hinzuweisen, daß ihre Lieblingsspeisen nicht von den Veränderungen betroffen sein werden. Der Patient muß von vornherein wissen, daß es keine strikten Verbote bei der anschließenden Beratung und Ernährungsumstellung gibt.

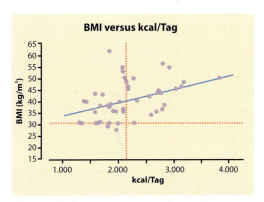

Abb. 7.2: Diese Abbildung zeigt die Beziehung zwischen der Kalorienaufnahme und dem jeweiligen BMI des Patienten. Es wurden bei jedem Patienten mindestens 10 aufeinanderfolgende Ernährungsprotokolle ausgewertet und der daraus errechnete Durchschnittswert ist gegen den jeweiligen BMI aufgetragen.

In Anbetracht der Tatsache, daß Fett die größte Energiedichte hat und damit am schnellsten zu einem hohen Energieeintrag bei geringem Sättigungswert führt, liegt die Vermutung nahe, daß adipöse Menschen einen hohen Fettanteil in der Ernährung aufweisen. Diese Ansicht wurde von der Arbeitsgruppe um Pudel bisher unterstützt. Allerdings muß man berücksichtigen, daß in dieser Untersuchung nur Patienten mit Übergewicht

(BMI 25 bis 29 kg/m²) ausgewertet worden sind. Betrachtet man die Fettaufnahme bei Patienten mit Adipositas, stellt man fest, daß der prozentuale Anteil der Fettzufuhr in der Regel zwischen 30 - 45 Prozent liegt (☞ Abb. 7.3).

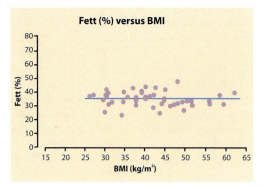

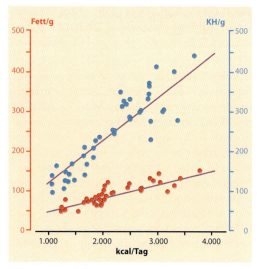

Abb. 7.3: Bei denselben Patienten, die in Abb. 7.2 dargestellt sind, wurde die Beziehung zwischen BMI und dem prozentualen Fettanteil in der Ernährung dargestellt. Trotz eines weiten Gewichtsbereiches bleibt der prozentuale Fettanteil in der Ernährung ziemlich konstant.

Abb. 7.4: Tägliche, absolut konsumierte Kohlenhydrat- und Fettmenge in Beziehung zur täglichen Gesamtenergieaufnahme. Mit steigender Kalorienzufuhr nimmt sowohl die Fett- als auch die Kohlenhydrataufnahme zu.

Die Ergebnisse der Abb. 7.3 bedeuten, daß ein hohes Körpergewicht nicht automatisch durch einen hohen Fettanteil in der Ernährung bedingt ist. Trotzdem muß Fett aber als ein wesentlicher Energieträger berücksichtigt werden. Die absolute Fettmenge in der täglichen Nahrung steigt proportional mit der Gesamtkalorienaufnahme an. Das trifft aber auch für die Kohlenhydrataufnahme zu (☞ Abb. 7.4). Zwangsläufig ist deshalb der relative Fettanteil auch in Relation zur Kalorienzufuhr zwischen 30 und 45 % (☞ Abb. 7.5). Dementsprechend dürfen Kohlenhydrate, aber auch Eiweiß, als Energieträger nicht vollständig vernachlässigt werden, da insbesondere Patienten mit niedrigem Energieverbrauch durch relativ geringe Mengen an Kohlenhydraten und Eiweiß eine hyperkalorische Ernährung erreichen können.

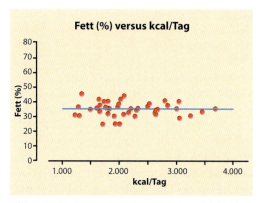

Abb. 7.5: Beziehung zwischen der prozentualen Fettaufnahme und der Gesamtkalorienzufuhr. Es zeigt sich in dieser Darstellung, daß der relative Fettanteil weitestgehend konstant bleibt.

Betrachtet man die Energieaufnahme unter den Bedingungen einer Gewichtsreduktionstherapie, stellt man fest, daß bei einer durchschnittlichen Energieaufnahme von 1.500 - 1.600 kcal innerhalb der ersten 6 Monate eine Reduktion des Körpergewichts zu beobachten ist und daß danach bei Fortsetzung dieser Energieaufnahme das reduzierte Gewicht stabil bleibt. Andererseits bedeuten diese Ergebnisse auch, daß bereits eine leichte Steigerung - über diese Energiezufuhr hinaus - zwangs-

7.1. Wie sieht Fehl- und Überernährung in der Praxis aus?

läufig zu einem Wiederanstieg des Körpergewichts führen muß. In Anbetracht dieser relativ geringen Energiemenge (☞ Abb. 7.6), die erlaubt ist, um nicht wieder zuzunehmen, spielt die Zusammensetzung der Nahrung eine große Rolle. Da die Sättigung durch das Volumen - nicht durch den Energiegehalt - der Lebensmittel gesteuert wird, ist es empfehlenswert, in erster Linie auf den Fettgehalt zu achten.

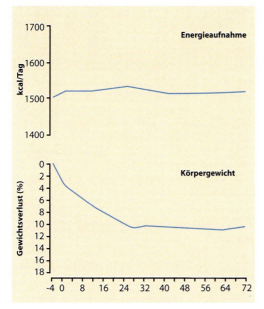

Abb. 7.6: Schematische Darstellung von Gewichtsverlauf und täglicher Energiezufuhr bei 56 Patienten während einer 18-monatigen Gewichtsreduktionstherapie. Es zeigt sich, daß die initiale Reduktion der Kalorienaufnahme auf ca. 1.500 kcal/Tag ausreicht, um einen deutlichen Gewichtsverlust herbeizuführen. Nach ungefähr sechs Monaten ist diese reduzierte Kalorienmenge gerade ausreichend, um das reduzierte Gewicht aufrechtzuerhalten und einen Wiederanstieg zu vermeiden.

Wie die Tabelle 7.1 zeigt, konsumieren übergewichtige Menschen überproportional viele Lebensmittel, die eine hohe Energiedichte aufweisen, die aber, bedingt durch den hohen Fettanteil nur in geringem Maße zur Sättigung beitragen.

Frühstück	• übermäßiger Wurst- und Käsebelag (mehrere Scheiben übereinander gelegt) • Butterbrezel • Croissant • (Frühstücksei)
Warme Mahlzeit	• Würstchen (Wiener, Knacker, Weißwürste etc.) • paniertes Schnitzel • Pizza • Kartoffelsalat • Leberkäse • Pommes frites • Hähnchen • paniertes Fischfilet • Frikadellen • Spiegelei • Spaghetti Bolognese
Kalte Mahlzeit	• übermäßiger Wurst- und Käsebelag • Wurstsalat • Fleischsalat und andere Feinkost-Salate • Fischkonserve (z.B. Heringsfilet in Sahnesoße)
Snacks/ Süßigkeiten/ Gebäck	• Chips • Kekse • Schokolade/Pralinen • Eiscreme • Kuchen
Getränke	• Limonade, Cola • Apfelschorle, Saft • Bier, Wein

Tab. 7.1: Von Übergewichtigen häufig konsumierte energiereiche Nahrungsmittel.

Insbesondere bei niedrigem Energieverbrauch führen derartige Lebensmittel zwangsläufig zu einer hyperkalorischen Ernährung, obwohl die tägliche Essensmenge gar nicht sehr viel größer erscheint (☞ Abb. 7.7).

Beispiel 1

▶ Frühstück

- 1 Brötchen: 125 kcal
- 15 g Butter: 120 kcal
- 20 g Honig: 60 kcal

Summe: 305 kcal

▶ Mittagessen

- 100 g Leberkäse: 300 kcal
- 1 Spiegelei: 120 kcal
- 1 Brezel: 120 kcal

Summe: 540 kcal

▶ Abendessen

- 100 g (2 Scheiben) Brot: 200 kcal
- 60 g Jagdwurst: 180 kcal

Summe: 380 kcal

Gesamtsumme: 1.225 kcal

Beispiel 2

▶ Frühstück

- 1 Brötchen: 125 kcal
- 50 g Nußnougatcreme: 265 kcal

Summe: 390 kcal

▶ Mittagessen

- 130 g Leberkäse: 390 kcal
- 1 Spiegelei: 120 kcal
- 1 Brezel: 120 kcal

Summe: 630 kcal

▶ Abendessen

- 100 g (2 Scheiben) Brot: 200 kcal
- 90 g Jagdwurst: 270 kcal

Summe: 470 kcal

Gesamtsumme: 1.490 kcal

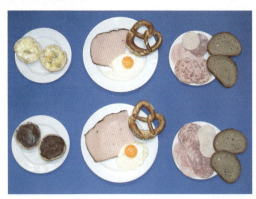

Abb. 7.7: Diese Abbildung zeigt in der oberen und unteren Reihe ein Beispiel für Frühstück, Mittagessen und Abendmahlzeit. Die Nahrungsmenge, die schließlich für das Sättigungsgefühl verantwortlich ist, zeigt keinen wesentlichen Unterschied beim jeweiligen Vergleich der drei Mahlzeiten. Die Gesamtkalorienaufnahme in dem **oben** dargestellten Beispiel liegt bei 1.200 kcal. In dem **unten** dargestellten Beispiel liegt sie um 300 kcal höher.

7.2. Wieviel darf gegessen werden?

Die Frage nach der Essensmenge muß differenziert betrachtet werden.

> - "Wieviel" kann heißen: Welche Energiemenge darf gegessen werden?
> - "Wieviel" kann aber auch heißen: Wieviel Volumen darf gegessen werden?

Einerseits müssen Übergewichtige ihre Energiezufuhr einschränken, d.h. sie sollten weniger essen, um die Kalorienzufuhr zu begrenzen, andererseits können sie aber auch mehr von den energieärmeren Lebensmitteln und Speisen essen, die ein großes Nahrungsvolumen ausmachen.

Wie dieses scheinbar paradoxe Ziel "weniger essen und dabei mehr essen können" verwirklicht werden kann, zeigen viele praktische Anregungen in Kapitel 7.3.

Um abnehmen zu können, muß die Energieaufnahme geringer sein als der tägliche Energieverbrauch. Deshalb ist es erforderlich, eine Vorstellung über die Energiemenge zu erhalten, mit der der betreffende Patient in der Lage ist, sein Körper-

Männer	66 + (13,7 x Gewicht in kg) + (5 x Größe in cm) - (6,8 x Alter) = BMR
Frauen	655 + (9,6 x Gewicht in kg) + (1,7 x Größe in cm) - (4,7 x Alter) = BMR
Korrektur für körperliche Aktivität	BMR x 1,3 = tägliche *eukalorische* Energiezufuhr BMR x 1,3 minus 500-700 kcal = tägliche *hypokalorische* Energiezufuhr
Umrechnung auf Fettmenge	Bei einem prozentualen Fettanteil von 30 % der Gesamtenergie (9 kcal = 1g Fett): (BMR x 30 %) ÷ 9 = Fett (g)

Tab. 7.2: Berechnung der zu verschreibenden hypokalorischen Kost (Verschreibung nach Harris-Benedikt)

gewicht stabil aufrecht zu erhalten. Auf Grund dieser Berechnung, wie in Tabelle 7.2 dargestellt ist, kann durch Subtraktion von 500-700 kcal eine hypokalorische Nahrungszufuhr festgelegt werden. Zunächst muß der Grundumsatz (*basal metabolic rate* - BMR) berechnet werden. Dies kann mit Hilfe der aufgeführten Formel geschehen. Für die weitere Ermittlung des gesamten Energieverbrauchs des Patienten wird der berechnete Grundumsatz mit einem Aktivitätsfaktor multipliziert. Bei Patienten mit geringer bis mäßiger körperlicher Aktivität wird als Multiplikator der Wert 1,3 eingesetzt. Bei älteren Patienten, vor allem bei Frauen nach der Menopause, empfiehlt es sich, den Grundumsatz gleichzusetzen mit dem Gesamtenergieverbrauch und den Aktivitätsfaktor 1,3 gar nicht mehr in die Kalkulation einzubeziehen. Mit der so errechneten Energiemenge ist der Patient in der Lage, sein aktuelles Körpergewicht stabil aufrecht zu erhalten.

■ Beispiel

- 50jährige Frau
- Körpergewicht: 120 kg
- Körpergröße: 1,60 m

```
655 + (9,6 x 120) + (1,7 x 160) - (4,7 x 50) =
1.846 kcal
```

- tägliche *eukalorische* Energiezufuhr: 1.846 x 1,3 = 2.400 kcal
- tägliche *hypokalorische* Energiezufuhr: 2.400 kcal - 600 kcal = 1.800 kcal

▶ Umrechnung auf Fettmenge

```
1.800 x 30 % = 540 kcal
540 ÷ 9 = 60 g Fett
```

Um ein Einschmelzen der Fettdepots zu gestatten, zieht man von diesem Energiewert 500-700 kcal/die ab. Im Rahmen einer kalorienreduzierten Mischkost sollten jedoch 1.000-1.200 kcal/Tag nicht unterschritten werden. *Low calory diets* (LCD) bzw. *very low calory diets* (VLCD) bedürfen einer intensiven ärztlichen Überwachung und sind auch nur während einer begrenzten Anwendungsdauer statthaft.

Mit zunehmender Reduktion des Körpergewichts sinkt auch der Grundumsatz (ca. 15 % Reduktion des Grundumsatzes nach 10 kg Gewichtsverlust), deshalb muß die Kalorienvorgabe von Zeit zu Zeit nachkalkuliert werden.

Da es sich in der Praxis gezeigt hat, daß die Berechnung des Kaloriengehaltes für sämtliche Nahrungsmittel, die während eines Tages konsumiert werden, nicht realisierbar ist, sollte die Energiezufuhr zunächst über die Reduktion der Fettaufnahme korrigiert werden. Hierfür ist es notwendig, dem Patienten die erlaubte Fettmenge mitzuteilen. Auf der Basis der hypokalorischen Energiezufuhr wird die Fettmenge berechnet, die 30 % der zugeführten Energie entspricht. In dem angeführten Beispiel ergeben sich dann 540 kcal für den Fettanteil und auf der Basis des Brennwertes von Fett (9 kcal/Gramm) können 60 g Fett/Tag konsumiert werden, um mit dieser hypokalorischen Ernährungsweise das Körpergewicht zu reduzieren.

Die Nachkalkulation der erlaubten Kalorienmenge - und damit auch der erlaubten Fettzufuhr - ist dringend erforderlich, da sonst sehr schnell wieder eine eukalorische - oder möglicherweise sogar eine leicht hyperkalorische - Ernährungsweise eintritt. Der für die Gewichtszunahme erforderliche Energieüberschuß wird in der Regel nicht richtig eingeschätzt. Wird eine Semmel ohne Belag täglich zuviel gegessen, bedeutet dies eine Gewichtszunahme von 6 kg/Jahr. Insbesondere bei Patienten, die auf Grund ihres niedrigen Grundumsatzes mit einer sehr geringen Energiezufuhr auskommen müssen, um Gewicht zu verlieren, besteht sehr leicht die Gefahr, daß die Energiemenge einer Semmel (125 kcal) zusätzlich konsumiert wird. Die Tabelle 7.3

zeigt einige weitere Beispiele für dieses Energieäquivalent.

Energiegehalt von 120 kcal
• 1 Brezel oder Brötchen
• 1 kleines (40 g) Wiener Würstchen
• 1 Scheibe (30 g) Schnittkäse, 30 % Fett i.Tr.
• 15 g Butter
• 3 Paranüsse
• 2 Pralinen
• 1 Glas (200 ml) Cola
• ein Viertel Liter Bier

Tab. 7.3: Beispiele für Lebensmittel mit einem Energiegehalt von 120 kcal.

Für die Mehrzahl der Patienten hat es sich bewährt, den Fettgehalt der Nahrung zu beachten. Mit einer täglichen Fettaufnahme von 50 - 70 g sind die meisten Menschen in der Lage abzunehmen. Bei Patienten mit sehr niedrigem Grundumsatz muß neben dem Fett aber auch der Kohlenhydratverzehr beachtet werden, da auch durch komplexe Kohlenhydrate, wie in der Tabelle 7.3 aufgeführt, sehr schnell eine Energiemenge zusätzlich aufgenommen wird, die eine Gewichtsreduktion entscheidend verhindern kann. Bei diesen Patienten ist es erforderlich, auch die Gesamtkalorienaufnahme zu berücksichtigen, wofür häufig die Hilfe einer qualifizierten Ernährungsfachkraft erforderlich ist.

7.3. Kalorienreduktion - aber trotzdem satt werden

Wie bereits erwähnt, werden Sättigungssignale beim Menschen im Wesentlichen durch Dehnungsreize im Magen aktiviert. Die zugeführte Kalorienmenge ist für die Entstehung von Sättigungssignalen unbedeutend und deshalb muß versucht werden, das Volumen der Nahrung möglichst groß und gleichzeitig aber möglichst energiearm zu halten. Dabei sollten die individuellen Eßgewohnheiten so weit als möglich bewahrt werden.

> Weniger Energie bei mehr Volumen unter Bewahrung individueller Eßgewohnheiten!

Betrachtet man die Brennwerte der einzelnen Nährstoffe

- Fett 9 kcal/g
- Eiweiß 4 kcal/g
- Kohlenhydrat 4 kcal/g

so sieht man, daß Fett die höchste Energiedichte hat. Deshalb ist ein hoher Fettanteil immer gleichbedeutend mit hoher Energiezufuhr bei relativ geringem Sättigungseffekt, und umgekehrt sind Lebensmittel, vor allem aus dem Obst- und Gemüsebereich, immer verbunden mit einem hohen Nahrungsvolumen bei geringem Kaloriengehalt.

Andererseits darf aber gerade bei der Adipositastherapie nicht außer acht gelassen werden, daß übergewichtige Menschen in der Regel nicht der "**Typ Mohrrüben-Esser**", sondern der "**Typ Schweinshaxen-Esser**" sind, deshalb eine übertrieben vegetarische Kost nicht akzeptiert wird. Dies muß bei den alternativen Vorschlägen (☞ unten) beachtet werden.

Neben Obst und Gemüse sind damit die komplexen Kohlenhydrate in Form von Brot, Kartoffeln, Reis, Nudeln als Sättigungsbeilage empfehlenswert, aber auch nicht verarbeitetes Fleisch kann, insbesondere wenn es einen geringen Fettgehalt hat, für die Ernährung bei Gewichtsreduktion nützlich sein (☞ Tab. 7.4).

Lebensmittel	Menge (g)
Blattsalat	830
Gemüse im Durchschnitt	500
Obst im Durchschnitt	200
Kartoffeln, gekocht	145
Quark, mager	140
Kabeljau, gegrillt	110
Reis, gekocht	85
Putenschnitzel, gegrillt	85
Hähnchenbrust ohne Haut	85
Schweineschnitzel, gegrillt	80
Kochschinken, mager	70
Nudeln, gekocht	70
Hühnerei	65
Bierschinken	60
Weizenvollkornbrot	50
Pommes frites	45
Hähnchen, gegrillt	45
Schweinenacken, gegrillt	45

7.3. Kalorienreduktion - aber trotzdem satt werden

Weizenmischbrot	45
Lachs, gegrillt	40
Brötchen	35
Honig	30
Gummibärchen	30
Leberwurst	30
Leberkäse	30
Russisch Brot	25
Rührkuchen	25
Müsli (trocken)	25
Salami	25
Emmentaler, 45 % Fett i. Tr.	25
Sahnetorte	25
Kartoffelchips	20
Nußnougatcreme	20
Schokolade	20
Waffelmischung	20
Nüsse	16
Margarine	14
Diätmargarine	14
Butter	13
Pflanzenöl	11

Tab. 7.4: Energiedichtetabelle. Lebensmittel, die dem Energiegehalt von 100 kcal entsprechen. Das Verhältnis von Volumen und Energie (kcal) verschlechtert sich in absteigender Reihenfolge.

Aus dieser Tabelle ist schnell ersichtlich, mit welchen Lebensmitteln eine größere Essensmenge bei gleichzeitig niedrigem Kaloriengehalt möglich ist.

7.3.1. Frühstück

Die Auswertung zahlreicher Ernährungsprotokolle zeigt, daß zum Frühstück ungefähr 20 % der täglichen Fettmenge verzehrt werden, 40 - 45 % sind im Mittagessen und 35 - 40 % in der Abendmahlzeit enthalten. Bei zusätzlichen Zwischenmahlzeiten müssen 10 - 15 % Fett entsprechend umverteilt werden.

Sehr häufig wird in Deutschland zum Frühstück Brot gegessen, das heute überall in großer Vielfalt mit den unterschiedlichsten Geschmacksqualitäten verfügbar ist. Brot ist kohlenhydratreich, enthält Ballaststoffe und praktisch kein Fett. Es bietet damit eine ideale Grundlage für eine gut sättigende Essensmenge bei relativ niedrigem Energiegehalt.

Problematisch hinsichtlich Fett- und Energiegehalt ist hauptsächlich der Belag, der mit dem Brot konsumiert wird. Insbesondere die Patienten, die ein sogenanntes "deftiges" Frühstück lieben (Schinken, Wurst, Käse, Speck, Eier etc.), haben aufgrund des hohen versteckten Fettanteils dieser Nahrungsmittel eine entsprechend hohe Energieaufnahme. Generell sollte das Streichfett (Butter oder Margarine) deutlich reduziert werden.

Für den Umgang mit dem Belag gibt es drei Möglichkeiten.

■ Erste Möglichkeit

An Stelle von fettreichen Wurst- und Käsesorten einen fettärmeren Belag auswählen! Daß hiermit viel Fett und Energie eingespart werden kann, zeigt die Abbildung 7.8. Geschmackliche Variationen sind durch entsprechende Beigaben wie Radieschen, Gurken, Schnittlauch etc. zu erzielen. Durch den Austausch von Leberwurst durch Magerquark könnte - unter Beibehaltung der Energiezufuhr - ein ganzes Brötchen mehr gegessen werden! Alles, was von dem zweiten Brötchen *nicht* gegessen wird, ist gleichbedeutend mit einer Kalorienreduktion bis zu 150 kcal bei komplettem Weglassen dieses Brötchens. An Stelle von Wurst und Käse kommen auch andere fetthaltige Brotaufstriche als Energieeintragsquelle in Frage (☞ Abb. 7.9).

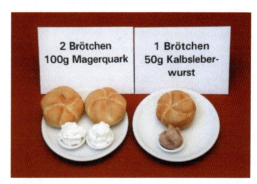

Abb. 7.8: Der Austausch der Leberwurst durch Magerquark ermöglicht bei identischer Kalorienzufuhr (300 kcal) den Verzehr einer zweiten Semmel. Wird diese *nicht* gegessen, können 150 kcal eingespart werden.

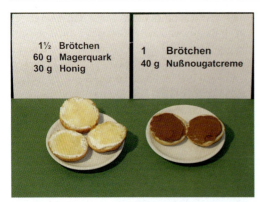

Abb. 7.9: Austausch einer Nußnougatcreme gegen einen Aufstrich mit Magerquark und Honig. Der Energiegehalt in diesem Beispiel liegt bei 320 kcal.

■ Zweite Möglichkeit

Die Menge des fettreichen Belags zum Frühstück reduzieren! Zwei dünne Scheiben Salami schmecken beispielsweise genau so lecker, wie die gewohnheitsmäßig "aufgeladenen" fünf! Die Brotscheiben können dicker, der Belag dafür dünner geschnitten werden

■ Dritte Möglichkeit

Austausch von Wurst und Käse gegen kleine Mengen an Marmelade oder Honig! Diese kohlenhydrathaltigen Lebensmittel enthalten kein Fett

Wie bereits erwähnt, werden ca. 20 % der täglichen Fettmenge beim Frühstück aufgenommen. Bei einer täglichen Gesamtenergiezufuhr von 1.800 kcal und einem Fettanteil von 60 g/Tag, sollte die Fettzufuhr beim Frühstück nicht mehr als 12 g betragen. Die nachfolgenden Beispiele illustrieren "süße" und "deftige" Frühstücksmöglichkeiten mit geringem Fettanteil (☞ Tab. 7.5).

Brote mit süßem Belag	Brote mit pikantem Belag
• 2 Scheiben Brot • 10 g Butter • 20 g Marmelade ☞ 330 kcal ☞ 10 g Fett	• 2 Scheiben Brot • 40 g roher Schinken ☞ 350 kcal ☞ 13 g Fett
Brote mit Magerquark	Müsli (1 Portion)
• 2 Scheiben Brot • 100 g Magerquark ☞ 270 kcal ☞ 0 g Fett	• 40 g Haferflocken • 150 ml fettarme Milch *oder* • fettarmer Yoghurt • 10 g Zucker • 200 g Obst ☞ 350 kcal ☞ 6 g Fett

Tab. 7.5: Frühstücksbeispiele mit wenig Fett.

Die Bedeutung des Streichfetts für den Gesamtkalorieneintrag wird beim Vergleich des "süßen" mit einem "deftigen" Frühstück deutlich.

- Ißt man zum Frühstück 2 Scheiben Mischbrot mit jeweils 5 g Butter und einem Teelöffel Marmelade, beträgt die Energiezufuhr 330 kcal - bei einem Anteil von 10 g Fett

- Eine ähnliche Energiezufuhr hat man, wenn man die 2 Scheiben Brot mit jeweils 2 Scheiben Rohschinken belegt (350 kcal), allerdings nur unter der Voraussetzung, daß das Streichfett weggelassen wird

- Würde man unter den Schinken auch jeweils 5 g Butter pro Brotscheibe streichen, wäre die Gesamtenergiezufuhr bei 430 kcal, was dann bereits einen Unterschied von 100 kcal zu dem süßen Frühstück ausmacht

- Eine weitere Optimierung kann erzielt werden, wenn man statt Wurst und/oder Butter als Belag Magerquark wählt. Mit 50 g Magerquark, eventuell garniert mit Radieschen, Tomate und/oder Kräutern, läßt sich eine Scheibe Mischbrot realistisch bestreichen und schmeckt darüber hinaus! Der Energiegehalt der 2 Scheiben Brot beträgt insgesamt 270 kcal bei praktisch 0 g Fett

Insbesondere dem Patienten, der bereits unter seinen bisherigen Essensgewohnheiten zum Frühstück nicht richtig satt wurde, kann auf diese Weise geholfen werden. Er kann seinen Brotanteil sogar noch erhöhen und reduziert trotzdem die Gesamtenergiezufuhr noch leicht! Andererseits verdeutlicht dieses Beispiel aber auch, daß man neben dem Fettgehalt auch den Kaloriengehalt nicht ganz vernachlässigen darf. Dies ist, wie bereits erwähnt, für Patienten mit niedrigem Grundumsatz von Bedeutung.

Da viele Menschen nicht täglich denselben Belag essen möchten (gilt in verstärktem Maße auch für die später noch zu diskutierende Brotzeit), ist es zweckmäßig, die verschiedenen Nahrungsmittel unter dem Aspekt einer identischen Fettzufuhr zu vergleichen. In der Praxis hat es sich bewährt, den Brotbelag auf der Basis von 5 g Fett auszutauschen. In Tabelle 7.6 sind vergleichend das Gewicht des jeweiligen Nahrungsmittels, das 5 g Fett enthält, und die handelsübliche Portionierung aufgeführt. Beim Streichfett (Butter, Margarine) könnte man die Mengen in "Messerspitzen" angeben, was aber relativ ungenau ist. Eine Lösung wäre, an Stelle der üblichen 250 g-Butterstücke von vornherein 10 g- bzw. 20 g-Butterstücke einzukaufen, da so die geringe Menge an Streichfett auch unter Zeitmangel richtig eingeschätzt werden kann.

Eine weitere Frühstücksalternative besteht im Verzehr von Müsli. Hierbei ist zu berücksichtigen, daß Samen und Nüsse sehr viel Fett enthalten. Außerdem werden zur Müsli-Zubereitung häufig eine größere Menge Milch mit 3,5 % Fett oder sogar Sahne verwendet. Vorteilhaft ist fettarme Milch oder fettarmer Joghurt; die vermeintliche geschmackliche Beeinträchtigung beruht auf Vorurteilen und ist objektiv nicht feststellbar. Auch eine "hauseigene" Mischung aus Flocken, kleingeschnittenen Trockenfrüchten, Weizenkleie-Zusatz, zubereitet mit fettarmen Milchprodukten, ist ein gut sättigender, leckerer Frühstücks-Tip!

Bei der Wahl des Brotes kann den individuellen Vorlieben weitestgehend nachgegeben werden: der Energiegehalt der verschiedenen Brotsorten unterscheidet sich nicht wesentlich. Jedoch sättigt Vollkornbrot im Vergleich zu Weißbrot deutlich besser und länger, wahrscheinlich aufgrund der längeren Verweildauer im Magen.

5 g-Fettaustauschttabelle (Brotbelag)	
150 g Kochschinken, ohne Fettrand	5 Scheiben*
125 g Hüttenkäse, 20 % Fett i. Tr.	3 El
40 g Geflügelwurst, fettreduziert	3 Scheiben*
30 g Bismarckhering	¼ Stück
30 g Gouda, 30 % Fett i. Tr.	1 Scheibe*
25 g Bierschinken	2 Scheiben*
20 g Aal, geräuchert	15 mm dicke Scheibe*
20 g Leerdamer, light	1 Scheibe*
20 g Gelbwurst	3 kleine Scheiben*
20 g Wiener Würstchen	½ Stück
15 g Heringsfilet in Sahnesoße	½ El
15 g Camembert, 60 % Fett i. Tr.	abhängig von Packungsgröße
15 g Doppelrahmfrischkäse	1 Portionsecke
15 g Emmentaler, 45 % Fett i. Tr.	½ Scheibe*
15 g Fleischsalat	½ El
15 g Kalbsleberwurst	5 mm dicke Scheibe
15 g Salami	3 dünne Scheiben*
10 g Edelpilzkäse, 70 % Fett i. Tr.	abhängig von Packungsgröße
5 g Butter	½ kleines Portionsstück

Tab. 7.6: 5 g-Fettaustauschttabelle (Brotbelag).
* = Wurst- und Käsescheiben 1-2 mm dick geschnitten!

Ungünstig - da sehr fettreich - sind Croissants und andere Blätterteigstückchen. Ein spezielles Problem ergibt sich beim Verzehr von Knäckebrot; aufgrund der unregelmäßigen Oberfläche besteht die Gefahr, größere Mengen Streichfett zu verwenden, was durch den extrem trockenen Zustand des Brotes zusätzlich gefördert wird. Des weiteren favorisiert Knäckebrot ein ungünstiges Mengenverhältnis zwischen dem kohlenhydrathaltigen Brotanteil und dem fettreichen Belag.

7.3.2. Hauptmahlzeiten

Zu den Hauptmahlzeiten werden in Deutschland warme und kalte Speisen gegessen. Aufgrund unserer traditionellen Ernährungsgewohnheiten nehmen wir mindestens einmal am Tag eine warme Mahlzeit zu uns, entweder zur Mittags- oder zur Abendzeit. Meist abhängig von der beruflichen Situation wird alternativ mittags bzw. abends eine kalte Mahlzeit eingenommen, die im allgemeinen eine ausgedehntere Brotzeit darstellt. Besonders problematisch sind erfahrungsgemäß zwei warme Mahlzeiten am Tag.

Die Erfahrung durch die Auswertung zahlreicher Ernährungsprotokolle hat gezeigt, daß jeweils ca. 40 % der täglichen Fettmenge - mit einer leichten Tendenz nach oben bei den warmen Mahlzeiten und einer leichten Tendenz nach unten bei den Brotzeiten - zu den Hauptmahlzeiten konsumiert wird.

> Wie beim Frühstück soll auch bei den Hauptmahlzeiten ein ausreichendes Sättigungsgefühl entstehen. Die Menge der Hauptmahlzeiten muß dementsprechend möglichst energiearm zusammengesetzt sein. Möchte man auf eine Fleischportion mit hoher Energiedichte (z.B. Leberkäse, Wiener Würstchen, Bratwurst) nicht verzichten, so muß auf Grund des hohen Fettanteils und der daraus resultierenden ungünstigen Energiedichte (☞ Tab. 7.4) eine entsprechend energiearme Sättigungsbeilage gewählt werden, um auf die nötige Nahrungsmenge zu kommen, durch die man satt wird.
>
> Wählt man aber eine fettarme Fleisch- oder Fischsorte, so ist die verzehrte Portion bereits deutlich größer und die Beilagen können mengenmäßig geringer ausfallen.

Als Ergänzung für ein ausreichendes Sättigungsgefühl eignen sich natürlich auch Gemüse und Salate. Aufgrund der Konsistenz (fest, viel Kauarbeit), aber auch wegen ihrer spezifischen Geschmackskomponenten mögen viele Menschen längst nicht alle Sorten! Grundsätzlich wird zwar zur Abwechslung geraten, aber wenn nur zwei oder drei Sorten regelmäßig verzehrt werden, ist dies wertvoller als kein Verzehr von Gemüse/Salat! Durch einen Garprozeß läßt sich die Kauarbeit auch verringern. Gegartes Möhrengemüse ist beipielsweise genauso wertvoll wie eine Karotten-Rohkost!

Viele Gemüsesorten lassen sich nur unter größerem Zeitaufwand zubereiten, was dem häufigeren Verzehr manchmal im Wege steht. Heute wird jedoch eine breite Palette an Tiefkühlprodukten oder an vorgeputzten Salaten angeboten; so sollten diese Argumente entkräftet sein.

7.3.2.1. Warme Hauptmahlzeiten

Geht man von einer Gesamtkalorienaufnahme von 1.800 kcal - entsprechend 60 g Fett/d - aus, ist es ratsam 25-30 g Fett (Kochfett und verstecktes Fett), im Rahmen der warmen Hauptmahlzeit vorzusehen. In Tabelle 7.7 sind die Mengen verschiedener Fleischsorten, Wurstwaren und Fische auf der Basis von 10 g verstecktem Fett aufgelistet. Bei dem angeführten Beispiel liegt es nahe, ca. 15-20 g Fett als verstecktes Fett und den Rest für die Zubereitung vorzusehen. Dies bedeutet, daß ca. 120 g Schweinenacken oder ca. 2.000 g Putensteak oder alternativ auch eine größere Menge Fisch gegessen werden können.

Einschränkend muß aber erwähnt werden, daß die ausschließliche Berücksichtigung des Fettgehaltes problematisch ist. Dies wird besonders deutlich beim Vergleich von Schweine- und Putenfleisch. Nimmt man das angeführte Beispiel mit 20 g Fettgehalt, so könnte man dafür entweder 2,5 kg Putenfleisch oder nur 150 g Schweinenacken essen.

7.3. Kalorienreduktion - aber trotzdem satt werden

10 g- Fettaustauschtabelle (Fleisch/Fisch)		
1.250 g Putenschnitzel*	250 g Scholle*	75 g Schweinenacken*
1.000 g Scampi*	250 g Kalbsleber*	70 g Rinderhackfleisch*
750 g Kabeljau*	200 g Forelle*	50 g Hackfleisch, gemischt*
420 g Kalbsschnitzel*	200 g Roastbeef*	40 g Weißwurst (1 Stück, 60g)
420 g Schweinefilet*	85 g Eisbein (Haxe)*	40 g Leberkäse
¼ Brathuhn	75 g Lachs*	35 g Bratwurst

Tab. 7.7: 10 g-Fettaustauschtabelle (Fleisch/Fisch).
* = Bei den Angaben handelt es sich um das Rohgewicht und den verzehrbaren Anteil.

Die Energiezufuhr käme damit aber auf 2.600 kcal bzw. 300 kcal. Würde man entsprechend der Energiemenge des Schweinenackens 300 kcal in Form von Putenfleisch verzehren, hätte man eine Portionsgröße von 300 g zur Verfügung, in der letztendlich nur 2,4 g Fett enthalten sind. Trotz niedriger Fettzufuhr müssen die Eiweißkalorien bei Patienten mit niedrigem Grundumsatz - und damit auch der entsprechend erforderlich niedrigen Kalorienzufuhr - berücksichtigt werden.

Eine oft unbedachte Quelle für verstecktes Fett sind Soßen, die verzehrt werden entweder zum Fleisch, zu Beilagen, wie Kartoffeln, Nudeln, Reis oder zu fleischfreien Gerichten, deren Hauptkomponente oben genannte Beilagen zusammen mit Gemüse sind.

Diese Soßen enthalten Fett, das initial zur Fleischzubereitung eingesetzt oder ausgebraten wurde. Bei Bratensoßen empfiehlt es sich, dieses Fett von dem restlichen Bratenfond abzutrennen. Hierfür eignen sich spezielle Gefäße, die preiswert in größeren Haushaltswarengeschäften erhältlich sind (☞ Abb. 7.10). Diese Vorbehandlung des Bratensaftes ermöglicht eine fettarme, aber trotzdem geschmacklich gute Soße. Eine zusätzliche Bindung der Soße durch hinzugegebenes Mehl ist beim Mitbraten von Gemüse (Zwiebeln, Tomaten, Karotten etc.), das anschließend in der wäßrigen Phase der Soße püriert wird, nicht notwendig.

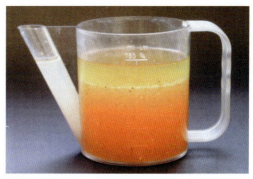

Abb. 7.10: Topf zum Entfetten von Bratensoßen. Der Bratenfond wird aus dem Bräter in den hitzebeständigen Plastiktopf gegossen. Nach kurzer Zeit setzt sich das Fett an der Oberfläche ab. Der fettfreie, wäßrige Anteil, in dem auch viele Aromastoffe enthalten sind, kann über die am Boden befindliche Öffnung zur weiteren Soßenbereitung umgefüllt werden.

Spaghetti-Soßen können, wie in der Abbildung 7.11 gezeigt, auch geschmacklich intensiv, aber trotzdem fettarm hergestellt werden. Die daraus resultierende Energiedifferenz entspricht dem Energiegehalt eines ganzen weiteren Tellers Spaghetti, der je nach Sättigungsgrad ganz oder teilweise eingespart werden kann und so zur verminderten Energieaufnahme beiträgt.

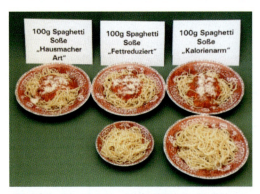

Abb. 7.11: Verschiedene Möglichkeiten der Zubereitung von **Spaghetti mit Tomatensoße.** Durch Modifikation des Fettgehaltes gemäß nachfolgender Rezepte kann das Volumen erhöht bzw. die Energiezufuhr deutlich reduziert werden.

Spaghetti Bolognese "Hausmacher Art"	
Zutaten	kcal
• 100 g Spaghetti (roh)	360
• Soße	420
- 1 EL Oel	
- 1 EL Zwiebelwürfel	
- 100 g gemischtes Hackfleisch	
- 100 g Schältomaten	
- Gewürze, Kräuter, Salz	
- ½ EL Parmesan	
Gesamt	780
Spaghetti Bolognese "fettreduziert"	
• 100 g Spaghetti (roh)	360
• Soße:	230
- 1 TL Oel	
- 1 EL Zwiebelwürfel	
- 50 g Rinderhackfleisch	
- 150 g Schältomaten	
- Gewürze, Kräuter, Salz	
- ½ EL Parmesan	
Gesamt	590
Spaghetti mit Tomatensoße "kalorienarm"	
• 100 g Spaghetti (roh)	360
• Soße:	80
- 200 g Schältomaten	
- Gewürze, Kräuter, Salz	
- ½ EL Parmesan	
Gesamt	440

Das versteckte Fett in Fleisch kann außerdem durch die Zubereitung beeinflußt werden. Längeres Braten in der Backröhre bewirkt im allgemeinen eine Reduktion von Fett im Fleisch; das Fett findet sich dann im Bratensaft wieder und kann dann durch entsprechende Behandlung, wie erwähnt, eliminiert werden.

Günstig ist auch das Zubereiten durch Grillen, da hierbei im Vergleich zum Kurzbraten in der Pfanne keine zusätzliche Fettzugabe erforderlich ist. Hilfreich ist auch die Verwendung von speziell beschichteten Pfannen, um mit möglichst wenig Bratfett auszukommen.

Die Zugabe von Bratfett in die Pfanne sollte nie direkt aus der Flasche, sondern immer über einen Löffel erfolgen. Nachweislich läßt sich mehr als die Hälfte bis zwei Drittel an Fett dadurch einsparen!

Die Zubereitung mit Panaden sollte in einer Reduktionskost unterlassen werden, da ein großer Teil des Bratfettes durch die Panade aufgesogen wird und der Fettanteil in der Pfanne während des Bratvorgangs größer sein muß.

Auch fritierte Speisen sind aufgrund ihres hohen Fettgehaltes äußerst ungünstig (☞ Abb. 7.12)!

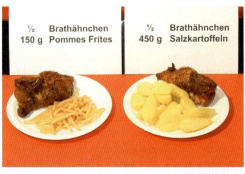

Abb. 7.12: Hähnchen mit Pommes oder Salzkartoffeln. Werden Salzkartoffeln anstatt Pommes frites zum Hähnchen gegessen, kann für dieselbe Energiemenge (900 kcal), das Dreifache an Beilage verzehrt werden.

Gemüse kann - in wenig Wasser gegart - praktisch ohne Fett zubereitet werden. Meist kann nach dem Abschmecken mit Kräutern und Gewürzen die zusätzliche Verwendung von Butterflocken ohne Geschmackseinbußen unterbleiben. Bei Salaten sollte das Dressing überwiegend mit gutem und geschmacklich intensivem Essig zubereitet werden, was in aller Regel die Verwendung von Oel auf ein Minimum reduziert oder gar unnötig macht. Auch bei den Salatsoßen kann durch verschiedenste Kräuter und Gewürze die geschmackliche Intensivierung erfolgen.

7.3.2.2. Kalte Hauptmahlzeiten

Ähnlich wie beim Frühstück ist Brot die Grundlage bei den kalten Hauptmahlzeiten. Deshalb sollte auch hier darauf geachtet werden, daß die Brotmengen ausreichend sind, um Sättigung zu erzeugen und die Mengen des Belages auf das Notwendigste beschränkt werden. Das vielfältige Brotsortiment sollte intensivst genutzt werden!

Gehen wir weiterhin von dem Beispiel mit einer Gesamtenergieaufnahme von 1.800 kcal pro Tag und der Fettmenge von 60 g aus, stehen für die noch verbleibende kalte Hauptmahlzeit ca. 20 g Fett (Streichfett und verstecktes Fett) zur Verfügung.

Deshalb sind - wie beim Frühstück bereits besprochen - die Mengen an Wurst- und Käsebelag zu reduzieren. Ein guter Tip ist, möglichst intensiv schmeckende Belagsvarianten auszuwählen: beispielsweise würzigen Käse wie Gruyère, Roquefort, Appenzeller etc. statt Camembert, Salami und Rohschinken anstelle von Brühwürsten und Kochschinken. Zusätzlich können saftige Geschmacksvarianten durch Verwendung von Tomaten- und Gurkenscheiben, Radieschen, Zwiebeln, Rettich erzielt werden.

Die Wurst- und Käsescheiben müssen dünn geschnitten werden, um die für die Sättigung erforderliche Brotmenge auch ausreichend belegen zu können (☞ Abb. 7.13).

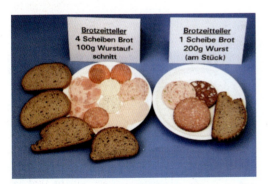

Abb. 7.13: Illustration eines Brotzeittellers mit dick geschnittenen Wurstscheiben und wenig Brot bzw. dünner geschnittenem Belag und größerem Brotanteil.

Der Kaloriengehalt beträgt in beiden Beispielen 700 kcal. Der Sättigunseffekt ist bei der links abgebildeten Variante größer und ermöglicht leichter eine Einsparung der Energiezufuhr.

Eine praktisch fettfreie Belagsvariante ist Magerquark, der mit einem Schuß Mineralwasser zu einer hervorragenden cremigen Konsistenz gerührt werden kann. Verfeinert und abgeschmeckt mit Meerrettich aus dem Glas, mit Paprikawürfelchen, mit zerkleinerter Tomate und Kräutern oder auch mit Obst kann er vielseitig variiert werden.

Auf die vielfältigen Zubereitungen von Fisch - insbesondere Hering - in verschiedenen Soßen sowie auf Fleischsalat muß nicht unbedingt verzichtet werden. Wie Tabelle 7.6 jedoch zu entnehmen ist, muß aufgrund des hohen Fettanteils in den Soßen die Menge erheblich beschränkt werden. Bevorzugt werden sollten beim Fisch die Produkte, die nicht in Sahne sondern in Essig eingelegt sind (z.B. Bismarckhering).

7.3.3. Zwischenmahlzeiten, Snacks und Süßigkeiten

Viele Menschen haben sich angewöhnt, insbesondere am Vormittag, aber zum Teil auch am Nachmittag eine Zwischenmahlzeit zu essen. Am Vormittag handelt es sich häufig um pikante, deftige Zwischenmahlzeiten, nachmittags werden eher Kuchen, Snacks und Süßigkeiten konsumiert.

Insbesondere die deftigen Zwischenmahlzeiten liefern viel Fett und hohe Kalorienwerte. Wurst- und Käsebrötchen, Hamburger, Hackfleischklößchen, warmer Fleisch-/Leberkäse bzw. in noch stärkerem Maße Bratwürste stellen ein Problem dar, weil sie in den angebotenen Varianten beim Metzger oder in der Imbißbude häufig standardmäßig zubereitet werden oder bereits fix und fertig sind. Damit hat der Konsument nur sehr selten Einfluß auf die Zusammensetzung und die Aufteilung des Kohlenhydrat- und Fettanteils. Brötchen mit Fleisch-/Leberkäse variieren im Handel beim Belag zwischen 70 g und 200 g (☞ Tab. 7.8). Wie dem Beispiel zu entnehmen ist, kann mit einem dünnen Leberkäsebelag die Energieaufnahme in Grenzen gehalten werden. Ein totaler Verzicht ist nicht nötig. Verzichtet man auf 50 g Leberkäse, spart man bereits 150 kcal. Man kann statt dessen noch eine Brezel essen, die ohne Belag möglicherweise geschmacklich attraktiver ist als eine weitere trockene Semmel. Der Sättigungseffekt ist durch den höheren Kohlenhydratanteil deutlich größer.

Fett (g)	Fett	kcal
1 Brötchen	0	125
belegt mit:		
70 g Fleischkäse	19	330
100 g Fleischkäse	27	425
150 g Fleischkäse	40	575
200 g Fleischkäse	53	725
1 Brezel	0	125

Tab. 7.8: Energie- und Fettgehalt von Fleischkäse-Brötchen mit unterschiedlichen Belagmengen.

Noch ungünstiger wird die Fett- und Energiezufuhr, wenn als Beilage anstelle der Semmeln oder der Brezel Pommes frites gewählt werden.

Die Leberkässemmel hat gegenüber der Bratwurst den Vorteil, daß man in aller Regel die Leberkässemenge beim Erwerb durch entsprechende Mengenangaben beeinflussen kann, während eine Bratwurst nur als ganzes Stück erhältlich ist. Erfahrungsgemäß wird das, was käuflich erworben wurde, auch komplett aufgegessen. Falls im Einzelfall Sättigung eintritt, ehe alles aufgegessen ist, wird häufiger der Brotanteil, nicht aber die Wurst, verworfen. Tatsächlich wäre der umgekehrte Fall wesentlich günstiger!

Das Problem mit Snacks und Süßigkeiten besteht in erster Linie darin, daß viele Menschen die tatsächlich konsumierten Mengen vollkommen unterschätzen. Beim Studium von Ernährungsprotokollen erfährt man immer wieder die Bemerkung, daß die Protokollführenden sich erst jetzt über die Größenordnung klargeworden sind, in der sie diese sogenannten "Kleinigkeiten" verzehrt haben. Wie der Tabelle 7.9 zu entnehmen ist, können Schokolade und verwandte Produkte sowie Kekse und Gummibärchen auch einen hohen Fett- und/oder Energieeintrag herbeiführen.

Aufgrund der z. T. doch recht hohen Energiegehalte der einzelnen Snacks und Süßigkeiten, bedingt durch ihren hohen Fett- oder/und Zuckeranteil, ist es empfehlenswert, möglichst kleine Einheiten zu kaufen, die fraktioniert verzehrt werden können. Das Öffnen einer ganzen großen Tafel Schokolade verführt natürlich auch zu deren Verzehr. Vorteilhaft ist es, eine Verschiebung von fettreichen zu fettärmeren oder fettlosen Süßigkeiten und Snacks zu erzielen. Anstelle von Pralinen oder Trüffeln ist es günstiger, Gummibärchen zu naschen, statt der Erdnüsse kleine Salzbrezeln (☞ Abb. 7.14) zu knabbern, die insgesamt auch eine möglichst lange

Snacks und Süßigkeiten	Fett (g)	kcal
1 Tüte Reiskräcker, Rispinos (Barbecue)® (50 g)	0	180
1 Packung Salzbrezeln (100 g)	0	300
1 Packung Erdnüsse (50 g)	25	290
1 Tüte Kartoffelchips (150 g)	60	810
1 Packung Trockenobst (200 g)	0	480
1 Tüte Reiskräcker, Rispinos (Schoko)®	0	185
1 Tüte Gummibärchen (200 g)	0	680
1 Riegel Kinderschokolade® (12,5 g)	4	75
1 Trüffelpraline (12 g)	4	70
1 Nuts, mini® (18 g)	4	85
1 Müsliriegel (25 g)	4	115
1 Duplo® (18 g)	6	100
1 Hanuta® (22,5 g)	7	120
1 Milchschnitte® (30 g)	10	125
1 Mars® (60 g)	11	275

Tab. 7.9: Fett- und Energiegehalt von Snacks und Süßigkeiten. Die Angaben sind jeweils auf im Handel gängige Verpackungsgrößen bezogen. Ein Vergleich auf Gewichtsbasis wäre wissenschaftlich korrekter, würde aber weniger den Konsumgewohnheiten entsprechen.

Knabberzeit begünstigen oder statt Schokokeksen Reiskekse mit Schokogeschmack (☞ Abb. 7.15). Süßigkeiten und kleine Knabbereien sind nicht verboten, sollten jedoch nicht ständig und in großen Mengen als Ersatz für andere Zwischenmahlzeiten wie Obst oder Joghurt verzehrt werden.

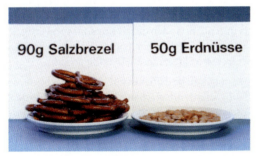

Abb. 7.14: 300 kcal werden aufgenommen beim Verzehr von 90 g Salzbrezeln (mehr Sättigung, längeres Knabbern) oder 50 g Erdnüssen (kürzere Knabberdauer).

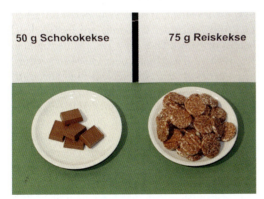

Abb. 7.15: Für dieselbe Kalorienmenge (270 kcal) erhält man 50 g Schokokekse oder 75 g Reisschokokekse.

7.3.4. Desserts und Kuchen

Viele Kuchen- und Dessertvarianten enthalten viel Fett und Zucker, aber wenig komplexe Kohlenhydrate, so daß sie eine starke insulinstimulierende Wirkung mit einer hohen Energiezufuhr vereinen. Dadurch ist eine besonders günstige Voraussetzung geschaffen, um die Fettneubildung im Körper zu fördern und den Fettabbau zu behindern. Andererseits stellt der Kuchenverzehr am Nachmittag einen wesentlichen Bestandteil der Essensgewohnheiten in Deutschland dar.

Die nachmittägliche Kuchenmahlzeit kann sehr leicht eine Kalorienaufnahme in der Größenordnung einer weiteren Hauptmahlzeit verursachen. Durch eine geschickte Auswahl der Kuchensorten ist es durchaus möglich, den Fettgehalt und auch die Kalorienmenge zu reduzieren. Der Tabelle 7.10 ist der Energiegehalt der einzelnen Kuchenarten zu entnehmen. Insbesondere in der Advents- und Weihnachtszeit, aber auch bei anderen Anlässen will man auf Gebäck und Kuchen nicht verzichten. Wenn die Fett- und Energieaufnahme auf diese Art am Nachmittag doch etwas größer ausfällt, sollte man versuchen, einen entsprechenden Ausgleich bei den Hauptmahlzeiten herbeizuführen. Für ein Stück Sahnetorte bzw. ein Stück Marmorkuchen oder Butterkuchen verzichtet man in einer späteren Mahlzeit entsprechend auf 1 - 2 Brötchen mit Butter und Wurst.

Kuchen und Gebäck	Fett (g)	kcal
Kuchen und Torten		
Obstkuchen (Hefeteig vom Blech) (100 g)	4	170
Apfelstrudel (150 g)	7	235
Butterkuchen (60 g)	10	230
Bienenstich (75 g)	11	220
Marmorkuchen (70 g)	12	265
Käsekuchen (120)	20	380
Schwarzwälder Kirschtorte (140 g)	20	440
Buttercremetorte (120 g)	25	410
Linzer Torte (100 g)	27	450
Gebäck und Kaffeestückchen		
Rosinenschnecke (65 g)	4	180
Blätterteigstückchen (70 g)	13	230
Dauerbackwaren		
Russisch Brot (5 g)	0	15
Butterkeks (5 g)	1	20
YES-Torty® (38 g)	10	170
Weihnachtsgebäck		
Spekulatius (10 g)	2	45
Spritzgebäck/Buttergebäck (10 g)	3	50
Elisenlebkuchen (40 g)	5	165
Christstollen (100 g)	20	410

Tab. 7.10: Kuchen und Gebäck.

Bei den Desserts ist eine deutliche Tendenz zum Verzehr von Fertigprodukten gegeben. Dies muß kein Nachteil sein, da erfahrungsgemäß ein hausgemachtes Mousse au Chocolat oder eine Bayerische Crême fettreicher und energiereicher ausfällt als ein Fertigprodukt. Das Hauptproblem bei den kommerziell erwerblichen Desserts ist die meist fehlende Energieangabe, und auch der Gehalt der einzelnen Nährstoffe ist in der Regel nicht aufgeführt. Solange die Lebensmittelindustrie nicht bereit ist, detailliertere Angaben zu machen, sollten entsprechende Produkte seltener gekauft werden. Eine Alternative bietet sich zum Beispiel mit der selbsthergestellten Früchte-Quark-Creme, bei der ein günstigeres Verhältnis von Fett- und Energieeintrag zum Volumen entsteht (☞ Tab. 7.11).

Desserts (1 Portion/125 g)
Flammerie (Pudding)
1/8 l Milch, fettarm
10 g Puddingpulver
1 TL Zucker
☞ 1 Portion = 130 kcal
Obstsalat
50 g Banane
50 g Apfel
20 g Kiwi
1 TL Zucker
Vanille, Zitrone
☞ 1 Portion = 100 kcal
Erdbeerquark
60 g Magerquark
30 ml Milch, fettarm
1 TL Zucker
30 g Erdbeeren
☞ 1 Portion = 90 kcal
Mousse au Chocolat
125 g Mousse au Chocolat (selbst zubereitet)
☞ 1 Portion = 450 kcal
Mousse au Chocolat
125 g Mousse au Chocolat (Fertigdessert)
☞ 1 Portion = 230 kcal

Tab. 7.11: Desserts.

7.3.5. Fertiggerichte

Betrachtet man die verschiedenen Fertiggerichte, die heute im Supermarkt erhältlich sind, stellt man fest, daß - bezogen auf die Menge - der Kaloriengehalt bei einigen Produkten sehr günstig liegen kann. Jeder sollte zunächst für sich herausfinden, wie groß die Menge des Fertiggerichts sein muß, um satt zu werden. Dementsprechend kann der Energiegehalt aufgrund der meist detailliert vorhandenen Angaben sehr leicht berechnet werden. In jedem Fall ist eine kritische Analyse der einzelnen Produkte gerechtfertigt und auch erforderlich, da unter Umständen durch Konsum von Fertiggerichten auch ein hoher Energieeintrag bei relativ schlechtem Sättigungseffekt erfolgen kann.

Besonders zu beachten ist zubereitetes Gemüse, da häufig kalorienreiche Saucen hinzugefügt werden. Alternativ gibt es auch bereits geputztes Gemüse (tiefgekühlt), das schnell energiearm zubereitet werden kann.

7.3.6. Light-Produkte

Da für sehr viele Lightprodukte keine rechtlich festgelegten Richtlinien existieren, kann deren Beurteilung nicht einheitlich erfolgen. Lightprodukte können vorteilhaft sein, wenn deren Fettgehalt und damit auch der Gesamtkaloriengehalt deutlich niedriger ist. Dies kann z.B. bei bestimmten Wurstsorten, Fleischsalat oder Quarkzubereitungen vorteilhaft sein. Andererseits muß aber auch das Lightprodukt kritisch betrachtet werden, da z.B. bestimmte Käsesorten im Vergleich zu herkömmlichen Angeboten mit 30 % in der Trockenmasse keinen entscheidenden Vorteil bringen und preislich höher liegen können. Quarkspeisen, deren leichte Konsistenz durch das Aufschäumen mit Stickstoffgas erreicht wird, bieten keinen Vorteil gegenüber dem nicht-geschäumten Vergleichsprodukt.

Bei Getränken weist die Bezeichnung LIGHT auf den Einsatz von Süßstoffen hin, die das Produkt zucker- und damit energieärmer macht.

Das Studium des Etiketts und der Nährstoffdeklaration sollte sorgfältig durchgeführt werden und bringt meistens Aufschluß.

7.3.7. Getränke

Neben energiefreien Getränken wie Mineral- und Heilwasser, Kräuter-, Früchte- bzw. Schwarztees und Kaffee gibt es ein großes Angebot an kalorienhaltigen Limonaden, Energy Drinks, Fruchtsaftgetränken, Fruchtsäften und vor allem Alkoholika.

7.3. Kalorienreduktion - aber trotzdem satt werden

Fruchtsaft	Fruchtnektare	Fruchtsaftgetränke	Limonade
100 %iger Saft	Der Anteill an Fruchtsaft/-mark liegt zwischen 25-50 %	Der Fruchtsaftanteil liegt zwischen 6 und 30 %.	
Multivitaminsäfte: Mischungen aus verschiedenen Fruchtsaftkonzentraten unter Zusatz von Vitaminen	Wegen des erlaubten Zuckerzusatzes kann der Energiegehalt höher liegen als der von Fruchtsaft.	Der Zuckergehalt beträgt 7-12 %. • Weitere Inhaltsstoffe: - natürliche Aromen - Wasser	Der Zuckergehalt beträgt 7-12 %. • Weitere Inhaltsstoffe: - natürliche Aromen - Wasser - CO_2
• durchschnittlicher Energiegehalt 500 kcal/l	• durchschnittlicher Energiegehalt 600 kcal/l		• Energiegehalt Cola-Getränk 560 kcal/l
	"Light"- oder Diabetiker-Nektare sind anstelle von Zucker mit Süßstoffen und/oder Zuckeraustauschstoffen gesüßt.	"Light"- oder Diabetiker-Fruchtsaftgetränke sind anstelle von Zucker mit Süßstoffen und/oder Zuckeraustauschstoffen gesüßt	Light-Limonaden enthalten Süßstoffe → sind kalorienarm!
	• Energiegehalt Diät-Multi-Vitamin-Mehrfrucht-Getränk (natreen®) 250 kcal/l	• Energiegehalt Diät-Apfelfruchtsaft-Getränk (natreen®) 240 kcal/l	• Energiegehalt von Coca Cola light®: 100 ml/< 0,25 kcal

Tab. 7.12: Zusammensetzung von Säften und Erfrischungsgetränken.

Alkohol ist mit 7 kcal/g sehr energiedicht und macht ca. 5 Vol % beim Bier und 10-12 Vol % beim Wein aus. In Deutschland beträgt die durch Alkohol bedingte Energieaufnahme im Durchschnitt 500 kcal pro Tag und Einwohner, was ungefähr einem Liter Bier entspricht. Bedenkt man, daß die Kinder und auch viele Erwachsene keinen oder nur wenig Alkohol trinken, erhöht sich der tägliche Konsum bei den übrigen entsprechend.

Der Zuckergehalt von Limonaden, Colagetränken und Energy Drinks liegt bei 100 - 120 g/l. Bezogen auf die Menge von einem Liter ist der Kohlenhydratanteil mit ca. 10 % im Vergleich zu festen Nahrungsmitteln, wie Kartoffeln, Reis, Nudeln als gering einzustufen.

Das Hauptproblem besteht jedoch darin, daß Flüssigkeiten wenig Sättigungseffekt haben. Sie führen zu keiner wesentlichen Dehnung des Magens, da sie den Magen sehr schnell wieder verlassen. Sie werden mit 20 - 30 ml/min. aus dem Magen entleert, während bei festen Nahrungsmitteln 2 - 3 ml pro Minute den Magen verlassen, nach entsprechender Verflüssigung. Erfahrungsgemäß sind mindestens 30 min. erforderlich, bevor nach der Nahrungsaufnahme die Magenentleerung von festen Bestandteilen in nennenswertem Maße beginnt. Deshalb ist jede flüssige Kalorie nur Energielieferant, sie macht aber nicht satt (☞ Abb. 7.16 und 7.17a+b).

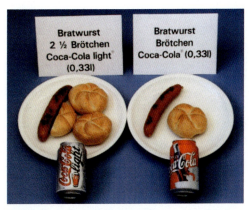

Abb. 7.16: Cola light® an Stelle von Coca-Cola® ermöglicht den Verzehr einer größeren Brötchenmenge (Sattmacher) bei identischer Kalorienzufuhr (770 kcal).

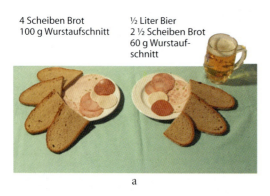

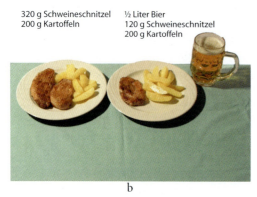

Abb. 7.17a+b: **a**: Bier, Brotzeitteller; **b**: Bier, Schnitzel, Kartoffeln. Beide Beispiele zeigen, daß durch den Verzicht auf das Bier, bei identischer Kalorienzufuhr, die Mahlzeiten vergrößert und die Sättigung verstärkt werden können.

> Kohlenhydrat- und alkoholhaltige Getränke sind keine Sattmacher und daher nur Dickmacher.

Geeignete Getränke sind in jedem Falle Mineralwasser, Kaffee und Tees; für letztere kann Süßstoff aber auch 1 Teelöffel Zucker verwendet werden. Bei den Säften ist besondere Vorsicht geboten, da man genau unterscheiden muß zwischen Fruchtsaft, Fruchtnektar und Fruchtsaftgetränken (☞ Tab. 7.12). Jedes dieser Getränke sollte nur verdünnt getrunken werden und zwar im Verhältnis 1 Teil Saft zu 2 Teilen Wasser.

Diätlimonaden und -säfte sind zum Teil mit Süßstoffen hergestellt und somit energieärmer, zum Teil enthalten sie aber auch diabetikergeeignete Zuckeraustauschstoffe, die keinen Energievorteil gegenüber Zucker besitzen. Die Deklaration auf dem Etikett verschafft hier ebenfalls Klarheit.

7.4. Einkaufstips

Entscheidend für den Verzehr von Nahrungsmitteln ist zunächst deren Beschaffung im Supermarkt oder in entsprechenden Fachgeschäften. Was nicht gekauft worden ist, kann auch nicht verzehrt werden! Dies ist eine Feststellung, die zwar zunächst banal klingt, aber für viele Menschen eine entscheidende Hilfe darstellen kann. Wenn beim Einkauf auf die richtigen Mengen und eine günstige Portionierung geachtet wird, ist die Gefahr des übermäßigen Konsums weitaus geringer, als wenn große Mengen von Nahrungsmitteln im häuslichen Bereich bevorratet werden. Die Angst, daß etwas verderben könnte, stimuliert sehr häufig einen übermäßigen Konsum trotz bereits vorhandenen Sättigungsgefühls. Besonders vorteilhaft kann es sein, wenn man bereits für die kommende Woche einen Speiseplan und eine entsprechende Einkaufsliste erstellt.

Nahrungsmittel, die sich gut im Tiefkühlschrank aufbewahren lassen, können natürlich auch in größerer Menge eingekauft werden, so daß später lediglich die richtig portionierte Menge aufzutauen ist.

Besteht die Möglichkeit, ein bestimmtes Produkt in verschiedenen Packungsgrößen zu erwerben, sollte man es sich zur Angewohnheit machen, immer nach der kleinsten Einheit zu greifen.

Werden die Mahlzeiten im Kreis der Familie eingenommen, kann die Essenssituation sehr komplex werden, da unter Umständen Familienangehörige, die keine Gewichtsprobleme haben, unbedenklich größere Mengen auch fettreicher Nahrungsmittel konsumieren, während andere - unmittelbar daneben - sich diese Nahrungsmittel versagen müssen. Das kann zu Problemen und Spannungen führen; die Situation fördert nicht unbedingt die Zufriedenheit derer, die weniger essen sollen. Deshalb sollte im Kreis der Familie dies eingehend besprochen werden; eine Kompromißlösung, die für alle Beteiligten zufriedenstellend ist, unterstützt den Abnahmewilligen in seiner Motivation. Insbesondere bei Familien ist ein Einkaufsplan, auch unter Berücksichtigung individueller Gewohnheiten und Bedürfnisse, sehr vorteilhaft.

Die Zubereitung des Essens sollte für alle entsprechend fettarm erfolgen. Die individuelle Varianz des Energiebedarfs kann über die Nahrungsmenge gesteuert werden.

7.5. Spezielle Ernährungsbedingungen

7.5.1. Kantine

Immer wieder lautet die Frage:

Ist das Kantinenessen, das vom Arbeitsplatz aus eingenommen werden kann, günstig für abnahmewillige Patienten?

Die Entscheidung hängt von vielerlei Faktoren, wie Kantinenangebot, Wahlmöglichkeiten, Essensgewohnheiten des Patienten etc. ab.

Bevorzugt der Patient, nicht zuletzt auch auf Grund seiner familiären Situation, ein warmes Essen am Abend, wäre es wünschenswert und sinnvoll, wenn der Betreffende die Möglichkeit hat in der Kantine eine Brotzeit oder einen größeren Salat zu verzehren. Anderenfalls gerät er schnell in die Situation, mit 2 warmen Mahlzeiten den Tag zu beenden, was oft einen höheren Kalorieneintrag bedeutet.

Da in den wenigsten Fällen vom Kantinenessen eine Nährstoff- und Energiedeklaration erfolgt, kann der Energiegehalt und Fettanteil meist schlecht eingeschätzt werden. Erfahrungsgemäß sind sehr viele Kantinenessen sehr fetthaltig, und die Mengen an Fleisch und Soßen sind sehr häufig zu großzügig bemessen. Oft werden auch fettreiche Garmachungsarten wie Fritieren angewendet. Es muß mit dem Patienten eingehend besprochen werden, welche Möglichkeiten er hat, diese Probleme zu umgehen. Häufig besteht eine Hemmschwelle, einen größeren Rest einer zu reichlich bemessenen Mahlzeit zurückgehen zu lassen. In vielen Kantinen bessert sich die Situation schon deutlich und der Mitarbeiter bekommt selber die Möglichkeit, auf diese Mengenverhältnisse beim Austeilen des Essens Einfluß zu nehmen. Diese Möglichkeit sollte in jedem Fall optimal ausgeschöpft werden. Manchmal ist es sehr hilfreich, auf einzelne Komponenten beim Kantinenessen ganz zu verzichten, wie z.B. auf Suppe oder Dessert. Inzwischen ermöglichen einige Betriebe auch die reine Komponentenwahl; damit ist die größtmögliche Chance auf eine "Wunschkost" (z.B. eine Folienkartoffel mit Salat) gegeben.

7.5.2. Restaurant

Für das Essen in Restaurants müssen ganz allgemein zwei Situationen unterschieden werden. Diejenigen Menschen, die auf Grund eines besonderen Anlasses (Familienfeste etc.) gelegentlich in einem Restaurant essen, müssen sich in aller Regel keine so wesentlichen Gedanken über die Speisenfolge machen, da sie dem gegebenenfalls höheren Kalorieneintrag an den nachfolgenden Tagen wieder korrigieren können. Wesentlich problematischer ist das Essen in Restaurants für diejenigen Menschen, die auf Grund ihrer beruflichen Situation gezwungen sind, entweder mittags, abends oder auch zu beiden Tageszeiten - und das unter Umständen mehrmals die Woche - im Restaurant zu essen.

Bei der Auswahl der Gerichte sollte darauf geachtet werden, daß möglichst viel Kohlenhydratbeilage vorhanden ist. Soßen lassen sich jederzeit in einem separaten Kännchen extra bestellen, so daß man ihre Dosierung selbst vornehmen kann. In aller Regel möchte man auf den Fleischanteil nicht verzichten, da man schließlich dafür auch bezahlt. Es kann hilfreich sein, bewußt nach fett- und damit energiearmen Gerichten auf der Speisekarte zu suchen, z.B. gedünsteter Fisch, Wild, Pute, Salatteller. Gegebenenfalls bittet man um eine Scheibe Brot, durch die man günstig das Volumen und damit die Sättigung steuern kann. Es kann nützlich sein, von vornherein auf das Dessert zu verzichten und statt dessen nur einen Kaffee nach dem Essen zu trinken.

Die richtige Einschätzung der einzelnen Gerichte und der dargebotenen Speisen bedarf einer gewissen Erfahrung. Gegebenenfalls ist es hilfreich, sich ein paar Notizen zu machen oder eine entsprechende Tabelle in das Restaurant mitzunehmen, um sich etwas mehr Gewißheit verschaffen zu können über Fett und Energiegehalt der einzelnen Speisen. Außerdem ist es weder eine Schande noch eine negative Beurteilung der Kochkünste, wenn man im Restaurant nicht alles aufißt.

7.6. Literatur

1. James WPT: Dietary aspects of obesity. Postgr Med J 60 (Suppl. 3): 50-55, 1984.

2. Prentice AM et al.: Physiological responses to slimming. Proc Nutr Soc 50: 441-458, 1991.

Psychologische Komponenten der Adipositastherapie

8. Psychologische Komponenten der Adipositastherapie

Bereits im Erstgespräch ergeben sich meist individuelle Motive, die mit Essen verknüpft sind und deren Bearbeitung Therapiebestandteil sein sollen. Relativ unproblematisch sind die sogenannten Genuß-Esser. Die meisten Menschen in unserer Kultur essen, "weil´s schmeckt", was auch keiner psychotherapeutischen Behandlung bedarf. Bei Gewichtsproblemen oder bestehender Adipositas steht bei diesen Menschen die Umstellung auf eine fettnormalisierte und kohlenhydratreiche Ernährung an erster Stelle.

Ebenso normal ist es - sowohl für Übergewichtige, als auch für Normalgewichtige -, sich mit Essen hin und wieder zu belohnen. Übergewichtigen mit dem Wunsch einer Gewichtsreduktion hilft das Erstellen einer Liste von individuellen alternativen Annehmlichkeiten, die mindestens genauso befriedigend wie Essen sind (z.B. Duftbad, Waldspaziergang, Telefonat mit Freundin) und ebenfalls kurzfristig durchführbar. Diese Liste sollte am besten gut sichtbar am Kühlschrank hängen.

Soziale Gründe spielen bei der Essensauswahl fast immer eine Rolle. Man denke nur an das gemeinsame, romantische Essen im Restaurant, das opulente Gelage bei besonderen Festlichkeiten, Bekochen der Freunde oder das obligatorische Geschäftsessen ohne das keine wichtigen Entscheidungen getroffen werden. Diese sozialen Kontakte zu pflegen sind für unser Wohlbefinden wichtig. Viele Abnehmwillige begehen den Fehler solche Gewohnheiten aufzugeben und besondere Essensgelegenheiten zu vermeiden, weil sie befürchten, daß ihre rigiden Diätvorschriften zusammenbrechen. Statt dem sozialen Rückzug ist eher eine flexible Kontrolle des Eßverhaltens zu empfehlen. So kann der Geburtstagskuchen bei Freunden oder die Betriebsfeier an den folgenden Tagen mit deutlich verringertem Fettkonsum ausgeglichen werden. Die Wahl der Speisen beim auswärtigen Essen kann auch durch eine intensive Buffetschulung bzw. Restauranttraining beeinflußt werden. Diätassistenten und -berater vermitteln Fachwissen darüber, welche Speisen günstig, also fettnormalisiert, kombiniert werden können. Patienten sollten dazu ermutigt werden, im Restaurant nach weniger fettreichen Gerichten zu fragen und sich auch Speisen individuell zusammen stellen zu lassen. Bei privaten Einladungen scheuen sich manche Abnehmwillige die "gut gemeinten" Angebote zum weiteren Essen ("Ich hab mir solche Mühe gegeben und jetzt bleibt alles liegen") abzulehnen. Hilfreich können Übungen und kleine Rollenspiele zum Ablehnen und Nein-Sagen sein ("Nein danke, ich bin satt!")

Mehr psychotherapeutische Unterstützung brauchen adipöse Menschen, die neben den durch das Übergewicht bedingten körperlichen Beeinträchtigungen, auch unter psychischen oder psychosozialen Problemen leiden. Vernachlässigt werden soll an dieser Stelle, ob Adipositas eher eine Bedingung oder eine Folge dieser Probleme ist bzw. welche Wechselwirkungen bestehen.

Um therapeutische Schwerpunkte setzen zu können, werden anfangs Situationen, die stark mit Essen verknüpft sind und in denen ein Verzicht besonders schwer fällt, erfaßt.

Eingesetzt werden kann ein Fragebogen wie in Tab. 8.1 dargestellt.

Die gemeinsame Analyse der Antworten zeigt typische Problemkonstellationen:

- unkontrolliertes Essen unter Streß
- unkontrolliertes Essen aus Frust und/ oder Langeweile
- unkontrolliertes Essen zur Kompensation bei persönlichen Konflikte (z.B. geringes Selbstwertgefühl, gestörtes Körperbild)
- sozialer Rückzug aufgrund bestehender Hemmungen und Schamgefühle im Umgang mit anderen

Der therapeutische Ansatz für typische Streßesser ergibt sich aus der gemeinsamen Suche nach alternativen Verhaltensweisen/Unternehmungen mit ähnlicher entlastender Funktion und aus der kontinuierlichen Motivation zur Aufrechterhaltung dieser neuen Strategien (Sport, Entspannungsverfahren).

Spezifische Probleme und Konflikte erfordern allerdings einen individuellen Ansatz, der sich aus weiteren diagnostischen Erkenntnissen ergibt. Allgemein gilt, daß es oft entlastend für den Patienten

Fallen Ihnen spontan Situationen ein, in denen Sie besonders leicht zum (fettreichen und ungeplanten) Essen verführt werden können?

Wann haben Sie wegen Ihres Eßverhaltens ein schlechtes Gewissen?

Gibt es bestimmte Personen, bei denen Ihnen Ihr Übergewicht unangenehm ist?

Bei welchem Essen fällt es Ihnen besonders schwer zu widerstehen?

Bitte kreuzen Sie an, ob sie in folgenden Situationen eher zum Essen greifen:			
	stimmt	stimmt teilweise	stimmt nicht
Wenn ich mich geärgert habe			
Wenn ich enttäuscht worden bin			
Wenn ich allein sein muß			
Wenn ich mich langweile			
Wenn ich überfordert werde			
Wenn ich mir etwas Gutes tun will			
Wenn ich mich bestrafen will			
Wenn ich mich beruhigen möchte			
Wenn ich traurig bin			
Wenn ich unter Streß stehe			
Wenn ich versagt habe			
Wenn ich ängstlich bin			
Wenn ich mich häßlich und nicht liebenswert empfinde			
Wenn ich ausgelassen bin			
Wenn ich mich mit jemandem gestritten habe			
Wenn ich mich ungerecht behandelt fühle			
Wenn ich es allen beweisen will			

Tab. 8.1: Fragebogen zu Situationen, die stark mit Essen verknüpft werden und in denen ein Verzicht besonders schwer fällt.

ist, wenn andere Patienten ähnliche Erfahrungen gemacht haben und über ihre Form der Bewältigung berichten. In der Gruppe ergeben sich neue Ansätze und Lösungsmöglichkeiten und der Mut diese auch auszuprobieren. Meist sind Patienten durch die Offenheit der anderen zu einer weitergehenden gemeinsamen Analyse bereit, um die Faktoren zu bestimmen, die ihr Problem verursachen bzw. aufrechterhalten. Zu unterscheiden sind äußere Faktoren, wie beispielsweise objektive Überlastung oder Arbeitslosigkeit, und innere Faktoren, wie beispielsweise, Perfektionismus, geringes Selbstwertgefühl oder soziale Unsicherheit. Entsprechend den jeweiligen Ursachen können anschließend gezielt therapeutische Maßnahmen ergriffen werden wie beispielsweise Soziotherapie, soziales Kompetenztraining, Entspannungsverfahren oder spezielle Psychotherapie.

8.1. Rückfallprophylaxe

Die ausdrückliche Betonung der Rückfallprophylaxe sollte schon zu Therapiebeginn stattfinden. Ziel ist, mit dem Patienten zu erarbeiten, wie er sein Schicksal selbst gestalten kann. Es müssen konkrete, klar definierte und erreichbare Teilziele festgelegt werden. Eß- und Verhaltensmuster unterliegen der eigenen, flexiblen Kontrolle. Streß- und Belastungssituationen werden vorweggenommen, analysiert und ein adäquater Umgang eingeübt. Um eine Anwendung des Erprobten und Gelernten auch außerhalb der Therapie zu fördern, empfiehlt sich die Vergabe von "Hausaufgaben", d.h. konkrete Übungen für zu Hause und den Alltag. Die Erfahrungen mit den Übungen sollten beim nächsten Treffen unbedingt besprochen werden.

Das Aufgeben jahrelang eingeschliffener Verhaltensgewohnheiten und das Erlernen neuer Verhaltensmuster ist nicht einfach! Von jemandem, der jahrelang "die gute Butter" unters Käsebrot geschmiert hat, kann man nicht erwarten, daß er ohne Mühen von nun an Cremequark verwendet. Für jeden erfolgreichen Schritt in Richtung eines veränderten Eßverhaltens und einer vermehrten Bewegung muß der Patient positiv verstärkt werden. Dies geschieht einerseits durch das Verhalten selbst, beispielsweise durch das Erleben fettnormalisierten und genußreichen Essens, andererseits sollte der Patient für die jeweiligen Teilziele von anderen, insbesondere vom Behandler, gelobt werden. Dies motiviert den Patienten zur weiteren Mitarbeit und stabilisiert bereits veränderte Verhaltensmuster. Es sollte deutlich werden, daß Umstellungen prinzipiell schwierig sind und ein Rückfall in gewohnte Muster wahrscheinlich ist. Die Vorwegnahme eines Rückfalls führt zu einer weniger strengen Bewertung durch den Patienten beim tatsächlichen Auftreten. Damit wird dem schädlichen Alles-oder-Nichts-Prinzip entgegengewirkt. Hilfreich ist die Darstellung des Therapieverlaufs als Treppe, die der Patient ständig abwärts geht - analog zur Gewichtsreduktion - bei dem es aber durchaus sein kann, daß er wieder ein paar Stufen hoch geht. Dies bedeutet aber nicht, ein Therapieversager zu sein, sondern lediglich, weiter an den bisherigen erfolgreichen Strategien festzuhalten, um wieder ein Stück nach unten zu gelangen. Die Bearbeitung des Themas "Mißerfolg" soll den Patienten für die individuellen Gefahren eines Rückfalls in alte Verhaltensmuster sensibilisieren. Fehler sollen als eine Chance zur Veränderung gesehen werden können, die grundsätzlich reversibel und somit korrigierbar sind.

8.2. Literatur

Ellrott, T., Pudel (1997). Adipositastherapie. Thieme-Verlag

Fairburn, C., Cooper, Z. (1996). New perspectives on dietary and behavioural treatments for obesity. International Journal of Obesity, 20 (suppl. 1), 9-13.

NIH Technology Assessment Conference Panel (1992). Methods for voluntary weight loss and control. Annals of Internal Medicine, 116, 942-949.

Pudel, V. (1997). Ernährungspsychologie. Göttingen: Hogrefe.

Pudel, V. (1999): Adipositastherapie - jetzt mit Effizienz", Seminarunterlagen zum "Xeni-calculiertem Abnehmen".

Wirth, A. (1997): Adipositas - Epidemiologie, Ätiologie, Folgekrankheiten, Therapie. Springer, Berlin, Heidelberg, New York.

Literatur zu sozialem Kompetenztraining

Pfingsten, K. (1991) Gruppentraining sozialer Kompetenz. Psychologie Verlags-Union

Literatur zu Entspannungsverfahren

Petermann, F., Vaite, D.: Handbuch der Entspannungsverfahren, Band I+II, Psychologie Verlags-Union 1994

Weiterführende Literatur zu spezieller Psychotherapie

BDA-Manual 1998, Herausgeber: Arbeitskreis zur "Erstellung von Diagnose- und Therapieempfehlungen zur Indikation Adipositas für die Praxis des Hausarztes" im Auftrag des BDA - Berufsverband der Allgemeinärzte Deutschlands - Hausärzteverband - e.V.

Margraf, J., Ullrich, A., Schneider, S. (1998): Xeni-calculiertes Abnehmen: Ein Gruppenprogramm für Adipöse

Zuber, J., Kepplinger, J. (1991): Therapie der Adipositas permagna. Praxis der Klinischen Verhaltensmedizin und Rehabilitation, Heft 13, S.5-19

Körperliche Aktivität in der Adipositastherapie

9. Körperliche Aktivität in der Adipositastherapie

9.1. Einleitung

Die Entstehung der Adipositas kann durch viele Faktoren begünstigt werden. Neben hypothalamischen und endokrinen Störungen sowie genetischen Faktoren wird angenommen, daß körperliche Inaktivität und falsche Ernährung einen wesentlichen Beitrag zur Entstehung von Übergewicht leisten. Allerdings ist die in den letzten Jahren zu beobachtende Zunahme in der Adipositasinzidenz kaum alimentär zu erklären, sondern wird von der Mehrheit der Experten einem zunehmenden Bewegungsmangel zugeschrieben.

> Übergewicht ist nicht nur auf ein Ungleichgewicht zwischen Kalorienaufnahme und Kalorienverbrauch zurückzuführen. Kalorienaufnahme und Kalorienverbrauch sind eng mit physiologischen Mechanismen verbunden, welche die Speicherung bzw. den Abbau von Fettgewebe steuern.

Ist das Gleichgewicht zwischen Speicherung und Abbau von Fettgewebe durch Verhalten wie körperliche Inaktivität und Fehlernährung gestört, beeinflußt dies auch die Energiebilanz zwischen Kalorienaufnahme und -verbrauch. Zuviel Fett und Zucker in der täglichen Nahrung sowie körperliche Inaktivität sind diejenigen verhaltensbezogenen Faktoren, die entscheidend dazu beitragen, daß Energieaufnahme und Energieverbrauch sich nicht die Waage halten.

Verminderte körperliche Aktivität erhöht das Risiko, eine Adipositas zu entwickeln. Wie in einigen Studien nachgewiesen werden konnte, trägt verminderte Bewegung schon im Kindesalter zu einer höheren Adipositas-Inzidenz bei. Ein höheres körperliches Aktivitätsniveau ist jedoch nicht nur primär präventiv wirksam; bei adipösen Patienten leistet ein Bewegungsprogramm auch einen wichtigen Beitrag zur sekundären Prävention von Krankheiten, die ansonsten mit der Adipositas assoziiert sind.

In diesem Kapitel werden die physiologischen Effekte körperlicher Aktivität sowie die sportwissenschaftlichen und psychologischen Grundlagen eines Bewegungsprogramms für Adipöse dargestellt. Für den Erfolg einer solchen Intervention im Rahmen einer Gewichtsreduktion ist entscheidend, daß das Bewegungsprogramm nur als Einstieg in einen (langfristigen) Prozeß verstanden wird, und nicht als ein in sich abgeschlossenes Behandlungsangebot im Sinne einer Therapie. Die positiven Effekte größerer körperlicher Aktivität werden erst dann ihr Optimum erreichen, wenn die (neu erworbene) körperliche Aktivität in den Alltag integriert und zur Lebensgewohnheit wird.

Im folgenden wird der Begriff "Bewegungstherapie" vermieden, da er eine zeitlich begrenzte Maßnahme nahelegt. Die in diesem Kapitel vorgestellten Maßnahmen gehen jedoch über die Zeitdauer eines Behandlungsprogramms hinaus. Stattdessen verwenden wir Begriffe wie "körperliche Aktivität" und "Bewegung" sowie "Sport", da für viele Adipöse auch geringfügige Bewegungsaktivitäten (z.B. Spazierengehen) sportlichen Charakter haben.

9.2. Physiologische Effekte körperlicher Aktivität

9.2.1. Die Bedeutung von Sport und Bewegung für Gewichtsverlust und Gewichtsstabilisierung

Es ist plausibel anzunehmen, daß eine Steigerung von körperlicher Aktivität - vor allem in Kombination mit einer Ernährungsumstellung - zu einer negativen Energiebilanz führt und so zu einer Gewichtsreduktion beiträgt. Die Ergebnisse vieler empirischer Studien lassen jedoch darauf schließen, daß die Bedeutung körperlicher Aktivität für die Behandlung der Adipositas eher in der Stabilisierung des reduzierten Gewichts liegt als in der Gewichtsreduktion per se. Eine kürzlich veröffentlichte Übersichtsarbeit (Votruba, Horvitz & Schoeller, 2000) untersucht die Frage der Bedeutung körperlicher Aktivität für die Behandlung der Adipositas hinsichtlich der Kombination verschiedener Therapie-Elemente (Kalorienrestriktion und/oder Aktivitätssteigerung), der Trainingsintensität und der Trainingsart (Ausdauer- versus Krafttraining) und deren Effekte auf Gewichtsverlust bzw. Erhalt des reduzierten Gewichts.

Insgesamt betrachtet kommen die Autoren zu dem Schluß, daß der zusätzliche Gewichtsverlust, der durch Aktivitätssteigerung gegenüber der alleinigen Ernährungsumstellung und Kalorienrestriktion erreicht werden kann, eher vernachlässigbar ist. Wie in einer Studie von Racette, Schoeller, Kushner und Neil (1995) allerdings deutlich wurde, könnte ein Bewegungsprogramm auch indirekt zum größeren Erfolg eines Gewichtsreduktionsprogramms beitragen: Teilnehmerinnen an einem 12-wöchigen Programm befolgten die Diätvorschriften besser, wenn sie auch an einem Bewegungsprogramm teilnahmen. Dieses Ergebnis läßt darauf schließen, dass körperliche Aktivität Personen dazu veranlassen könnte, besser auf ihre Ernährung zu achten.

Vielversprechender als die Ergebnisse zum absoluten Gewichtsverlust sind die Resultate zur Wirkung von Aktivitätssteigerung auf die Körperzusammensetzung. In der Tat zeigt sich in der Mehrzahl der Studien, daß regelmäßiges Training während der Gewichtsreduktionsphase dazu beiträgt, daß der Gewichtsverlust vorwiegend auf die Reduktion von Körperfett und nicht auf den Abbau von Muskelmasse zurückzuführen ist. In einer vielzitierten Studie von Pavlou und Mitarbeitern (1985) untersuchten die Autoren die Bedeutung von Sport für den Erhalt fettfreier Körpermasse in einer Gruppe adipöser Männer, die sich zum Zeitpunkt der Studie einer kalorienreduzierten Diät unterzogen. Die Hälfte der untersuchten Personen führte zusätzlich zu dieser Diät ein Bewegungsprogramm durch, das aus drei Trainingseinheiten pro Woche (Walking, Laufen) über insgesamt acht Wochen bestand. Am Ende des Untersuchungszeitraumes hatten zwar beide Gruppen ähnlich viel abgenommen (Sportgruppe: -11,8 kg; Nicht-Sportgruppe: - 9,2 kg); der Körperfettanteil an diesem Gewichtsverlust war jedoch in der Sportgruppe wesentlich höher (11,2 kg) als in der Nicht-Sportgruppe (5,9 kg). In der Sportgruppe waren also 95 % des Gewichtsverlustes auf den Abbau von Körperfett zurückzuführen, während in der Nicht-Sportgruppe dieser Anteil nur 64 % betrug. Eine Abnahme der Muskelmasse unter einer hypokalorischen Reduktionsdiät kann also durch eine begleitende Aktivitätssteigerung kompensiert werden, wenn auch nicht vollständig. Eine Meta-Analyse über 46 Studien (Ballor & Keesey, 1991) zeigt, daß durch körperliches Training der Muskelschwund bei Frauen und Männern halbiert werden kann. Ausdauertraining und Krafttraining scheinen dabei gleichermaßen effektiv.

Diese Ergebnisse sind vor allem deswegen bedeutend, weil das therapeutische Ziel der Adipositastherapie sich nicht primär auf die absolute Reduktion des Körpergewichts richtet, sondern auf die relative Verminderung der Fettmasse, speziell des intraabdominellen Fetts bei weitgehendem Erhalt der Muskelmasse. Durch den Erhalt fettfreier Körpermasse wird die Grundumsatzrate günstig beeinflußt und dies hat einen positiven Effekt auf die Gewichtsstabilisierung.

Obwohl Sport und Bewegung also eine positive Wirkung auf Gewichtsverlust, Körperzusammensetzung und Ernährungsverhalten während der Gewichtsreduktionsphase entfalten, hat sich in mehreren kontrollierten Studien gezeigt, daß dieser Effekt jedoch - z.B. im Vergleich zu nichtsporttreibenden Teilnehmern an einem Gewichtsreduktionsprogramm - vergleichsweise klein ist. Sehr viel bedeutender scheint die Rolle körperlicher Aktivität für den Erhalt des reduzierten Gewichts. Einige Untersuchungen zeigen, daß die sich in der überwiegenden Mehrzahl der Fälle einstellende erneute Gewichtszunahme in den Monaten nach einer Gewichtsreduktionsphase umso kleiner ausfällt, je mehr sich Personen körperlich betätigen. Von Bedeutung ist dabei durchaus die Dauer, Häufigkeit und Intensität der körperlichen Aktivität. Drei retrospektive Studien (Hensrud, Weinsier, Darnell & Hunter, 1994; Haus, Hoerr, Mavis & Robison, 1994; Holden et al., 1992) fanden bei Personen, die zwischen 160 und 210 Minuten pro Woche sportlich aktiv waren ("Walking", d.h. schnelles oder zügiges Gehen) eine durchschnittliche Gewichtszunahme von 35-40 %. Diese Resultate stehen einer Gewichtszunahme von bis zu 90 % bei Personen gegenüber, die keinerlei sportliche Aktivität entfalten. Noch besser kann das Gewicht gehalten werden, wenn die absolute Zeit, die mit Bewegung verbracht wird, weiter gesteigert wird: Schoeller, Shay und Kushner (1997) fanden eine Gewichtszunahme von nur 11 %, wenn die Intensität der sportlichen Aktivität auf 9,2 MJ pro Woche gesteigert wurde; dies entspricht ungefähr 560 Minuten (oder etwas mehr als 9 Stunden) "Walking" pro Woche.

Insgesamt betrachtet kann man aus diesen Ergebnissen schließen, daß körperliche Aktivität von größter Bedeutung für den Erhalt des reduzierten Gewichts ist. Personen, die regelmäßig Sport betreiben, haben eine wesentlich bessere Chance, ihr reduziertes Gewicht zu halten als inaktive Menschen. Bei einer mittleren Sportintensität, die sich an den Empfehlungen für präventiven Sport orientiert (3 Stunden "Walking" pro Woche) kann die erneute Gewichtszunahme auf 40 % reduziert werden, bei einer Intensität von 9-10 Stunden pro Woche verringert sich die zu erwartende Gewichtszunahme auf weniger als 15 %.

> Ausdauersport trägt wesentlich zum Abbau von Fettdepots und zum Erhalt von Muskelmasse bei. Körperliche Aktivität ist von größter Bedeutung für den langfristigen Erhalt des reduzierten Gewichts.

9.2.2. Hormonelle Prozesse

Ausdauer- und Kraftsport führen zu Anstiegen von verschiedenen Hormonen wie Wachstumshormon, Adrenalin und Noradrenalin. Diese Hormone mobilisieren die Freisetzung von Fett aus den Fettdepots und tragen zu einer größeren Aktivität des Enzyms Lipase bei, das Triglyceride in freie Fettsäuren metabolisiert. Freie Fettsäuren sind eine wichtige Energiequelle für die aerobe Energiegewinnung, die besonders bei Ausdauersport dominiert. Kraftsport stimuliert die Freisetzung von anabolen Hormonen wie Testosteron und Wachstumshormon, welche die Proteinbiosynthese und damit das Muskelwachstum fördern (Kraemer et al., 1991).

9.2.3. Kardiorespiratorische Effekte

Mit steigender kardiorespiratorischer Leistungsfähigkeit kann auch mehr Arbeitsleistung bei gegebener submaximaler Herzfrequenz erbracht werden. Trainierte Personen verbrauchen deswegen mehr Kalorien in kürzerer Zeit als Untrainierte. Beispielsweise entspricht bei einer Herzfrequenz von 150 bpm der durchschnittliche Kalorienverbrauch von gut trainierten Personen 15 kcal/min, während weniger gut Trainierte bei gleicher Höhe der Herzfrequenz nur 10 kcal/min verbrauchen (Sharkey, 1990).

Die Einschätzung der aeroben Leistungsfähigkeit geschieht oft mit Hilfe der Laktatkonzentration. Während bei körperlicher Ruhe die Laktatkonzentration zwischen 1-1,78 mmol/l Laktat liegt, wird die aerobe Schwelle bei 2 mmol/l Laktat angesetzt. Diese aerobe Schwelle bezeichnet die Grenze der rein aeroben Energiebereitstellung, d. h. bis zu dieser Konzentration entstehendes Laktat wird im Arbeitsmuskel selbst wieder eliminiert. Laktatproduktion und Laktatabbau halten sich also die Waage. Bei weiter ansteigender Belastung erhöht sich der anaerobe Anteil der Energiebereitstellung und gleichzeitig die Laktatproduktion.

In gewissem Umfang kann das Laktat weiterhin unter Sauerstoffverbrauch (aerob) abgebaut werden. Die Schwelle, bis zu der dies möglich ist, liegt bei 2-4 mmol/l Laktat. Diese Schwelle, bei der noch ein Gleichgewicht zwischen Laktatbildung und Laktatabbau unter Sauerstoffverbrauch besteht, wird als aerob-anaerobe Schwelle bezeichnet. Bei weiterer, steigender Belastung führt die nicht mehr abbaufähige Laktatkonzentration zur Übersäuerung des Muskels und damit zur Übermüdung sowie zur Hemmung der Metabolisierung von Fettsäuren. Regelmäßig und bei submaximaler Belastung durchgeführtes Ausdauertraining erhöht die aerob-anaerobe Schwelle, so daß ausdauertrainierte Personen über längere Zeit und mit größerer Intensität trainieren können, ohne daß sich Laktat ansammelt. Langfristig führt regelmäßiges Ausdauertraining zu einer stärkeren Nutzung der Oxidation freier Fettsäuren und einer geringeren Kohlenhydratoxidation zur Energiegewinnung (Coyle, 1995). Bei geringerer Nutzung des in der Muskulatur gespeicherten Glycogens steigt auch die Oxidationsrate der intramuskulären Triglyceride.

9.2.4. Grundumsatz

Körperliche Aktivität spielt eine wichtige Rolle bei der Regulation der Grundumsatzrate. Man weiß schon seit längerem, daß bei einer reinen Kalorienrestriktion die Geschwindigkeit der Gewichtsabnahme über die Zeit geringer wird, d. h. man nimmt immer weniger ab. Der Grund hierfür liegt in einer erniedrigten Grundumsatzrate, die eine Energie-erhaltende Stoffwechseladaptation auf die verminderte Kalorienzufuhr darstellt (Donahue et al., 1984). Es gibt allerdings Untersuchungsergebnisse, die darauf hinweisen, daß Sport diesem Absinken der Grundumsatzrate entgegenwirken kann. Donahue et al. (1984) berichten beispielsweise, daß eine kalorienreduzierte Diät bei 12 adipösen Frauen zwar den relativen Grundumsatz (bezogen auf das Körpergewicht) um 4,4 % verminderte. Nach einem achtwöchigen Ausdauertraining stieg der Grundumsatz jedoch um 5 %, bezogen auf das reduzierte Grundumsatzniveau. Die durch eine reduzierte Kalorienzufuhr erniedrigte Grundumsatzrate kann durch Sport also wieder erhöht werden.

9.3. Sportwissenschaftliche Grundlagen

9.3.1. Ausdauer- und Kraftsport

Ist Ausdauersport im Rahmen eines Gewichtsreduktionsprogramms effektiver als Kraftsport?

Bevor man diese Frage beantwortet, sollte man sich noch einmal die Vorteile dieser beiden Trainingsformen vor Augen führen.

- Ausdauertraining spielt eine wichtige Rolle bei der Mobilisierung der Fettsäurenverbrennung. Durch eine längere körperliche Belastung im aeroben Leistungsbereich kann der Abbau von Fettgewebe günstig beeinflußt und bei Einschränkung der Kalorienzufuhr beschleunigt werden. Über mehrere Wochen bis Monate führt eine höhere Ausdauerleistungsfähigkeit zu einer bevorzugten Nutzung von Körperfett als Energiequelle
- Durch ein Training der Muskelkraft (Kraftsport) wird der relative Anteil magerer Körpermasse im Verhältnis zur fetten Körpermasse erhöht. Da Muskelgewebe metabolisch aktiver ist als Fettgewebe, trägt dies zu einem erhöhten Kalorienverbrauch (auch in Ruhe) bei. Zudem schützt die Verbesserung der Muskelkraft und der Muskelkraftausdauer den bei Adipösen ohnehin in Mitleidenschaft gezogenen Stützapparat

Erreicht man nun durch eine der beiden Trainingsformen einen schnelleren Fettabbau als durch die andere? Um diese Frage zu beantworten, verglichen Marks et al. (1995) die Effekte eines Ausdauertrainings (Fahrradfahren), eines Krafttrainings und einer Kombination beider Trainingsinterventionen. An der Studie nahmen übergewichtige Frauen teil, die sich während des Untersuchungszeitraums einer kalorienreduzierten Diät (1.200 kcal pro Tag) unterzogen. Alle drei Interventionsgruppen (Ausdauertraining allein, Kraftsport allein, Kombination aus Ausdauer- und Kraftsport) zeigten einen vergleichbaren Gewichtsverlust und fast identische Werte im Fettabbau.

Auch die Ergebnisse anderer Studien lassen darauf schließen, daß im Rahmen von Gewichtsreduktionsprogrammen keiner der beiden Trainingsarten der Vorzug gegeben werden sollte. Vielmehr wird empfohlen, Ausdauertraining und Kraftsportarten zu kombinieren, um in den Genuß der spezifischen Vorteile beider Trainingsformen zu kommen.

> Ausdauer- und Kraftsportarten sollten im Rahmen von Gewichtsreduktionsprogrammen kombiniert werden, um in den Genuß der spezifischen Vorteile beider Trainingsformen zu kommen.

9.3.2. Trainingsintensität

Da Sport zu einer negativen Energiebilanz beiträgt und auf diese Weise eine Gewichtsabnahme unterstützt, liegt die Frage nahe, ob durch eine höhere Trainingsintensität dieser Effekt maximiert werden kann. Bei genauer Betrachtung des durchschnittlichen Energieverbrauchs (gemessen in MET = *metabolic equivalent*, 1 MET = 3,5 ml/kg/min) bei verschiedenen Sportarten zeigt sich allerdings, daß Intensität und Energieverbrauch in keinem proportionalen Verhältnis zueinander stehen: Bei steigender Intensität (z.B. schnelleres Laufen oder Radfahren) steigt der Energieverbrauch nicht in gleichem Maß an. Dies soll folgendes Beispiel verdeutlichen.

■ **Beispiel**

Angenommen, eine Frau mit einem Körpergewicht von 56 kg erhöht ihre Laufgeschwindigkeit von 8 km/h auf 11 km/h. Die Anzahl verbrauchter Kalorien erhöht sich lediglich um 3,2 kcal/min. Eine wichtige Größe, die bei der Beurteilung der optimalen Trainingsintensität beachtet werden sollte, ist die Zeitdauer, über welche die körperliche Aktivität bei gegebener Intensität aufrechterhalten werden kann. Bei einer Laufgeschwindigkeit von 11 km/h verbraucht die Frau in unserem Beispiel durchschnittlich 11,5 MET (10,7 kcal/min). Diese Geschwindigkeit kann sie für eine Distanz von 4,8 km aufrechterhalten und benötigt dafür 25,5 Minuten. Der Gesamtkalorienverbrauch beträgt also 274 kcal. Wird die Laufgeschwindigkeit auf 8 km/h verringert, reduziert sich der relative Energieverbrauch auf 8 MET (7,5 kcal/min). Da sie dieses geringere Tempo jedoch über eine längere Strecke durchhalten kann (6,4 km), trainiert sie länger (48 Minuten) und verbraucht insgesamt mehr Kalorien (360 kcal).

Die Frage, ob durch höhere Trainingsintensitäten auch der im Rahmen eines Gewichtsreduktionsprogramms erwünschte Energieverbrauch maximiert werden kann, ist also nicht unabhängig von der Zeitdauer, über welche die körperliche Aktivität aufrechterhalten werden kann. Im Sinne einer Optimierung des Energieverbrauchs ist es - wie unser Beispiel zeigt - manchmal sinnvoller, bei geringerer Intensität länger zu trainieren als mit höherer Intensität kürzer zu trainieren.

9.3.3. Gezielte Reduktion von Fettpolstern?

Meist aus kosmetischen Gründen versuchen übergewichtige (aber auch normalgewichtige) Personen, Fettdepots in bestimmten Körperbereichen wie Bauch, Hüfte und Oberschenkel zu reduzieren. Dazu werden häufig Übungen eingesetzt, welche die Muskulatur in diesen Körperbereichen stärken und - so die populäre Vorstellung - zu einem bevorzugten Abbau des Unterhautfettgewebes in den trainierten Bereichen beitragen sollen. Zahlreiche Untersuchungsergebnisse zeigen jedoch, daß solche Muskelkräftigungsübungen zwar den Muskeltonus erhöhen und auf diese Weise zu einer kosmetischen Verbesserung beitragen mögen; beim Abbau von lokalen Fettdepots sind sie jedoch nicht erfolgreicher als z.B. ein allgemeines Ausdauertraining.

Katch et al. (1984) untersuchten den Durchmesser von Fettzellen im abdominalen, glutealen und subscapularen Bereich vor und nach einem 27-tägigen Trainingsprogramm. Das Trainingsprogramm bestand lediglich aus einer Übung zur Stärkung der geraden Bauchmuskulatur ("Sit-ups"); jeder Teilnehmer an dieser Studie führte über diese 27 Tage insgesamt 5.004 "Sit-ups" durch. Wie die Ergebnisse zeigten, verringerte sich der mittlere Durchmesser der Fettzellen in allen drei Körperregionen im selben Umfang. Dies läßt vermuten, daß Muskelkräftigungsübungen eher "systemisch" als "lokal" zu einem Abbau von Fettdepots beitragen.

Ähnliches gilt für Ausdauersport: Despres et al. (1985) untersuchten die Effekte eines 20-minütigen Fahrradergometertrainings auf die Hautfaltendicke in verschiedenen Körperbereichen. Die Autoren berichten von einer Verringerung der Hautfaltendicke um 22 % im abdominalen und suprailiacus Bereich, während am Oberschenkel die Hautfaltendicke nur um durchschnittlich 13 % abnahm. Wäre die Annahme richtig, daß Fettdepots vor allem in der Nähe der beanspruchten Muskulatur abgebaut werden, hätte man Ergebnisse in der entgegengesetzten Richtung finden müssen. Auch diese Resultate sprechen also dafür, daß die Mobilisierung von Fettdepots unabhängig von der ausgeübten Sportart erfolgt und durch andere (möglicherweise genetische) Faktoren beeinflußt wird. Auch bei einem Gewichtsverlust bleibt die relative Verteilung von Unterhautfettgewebe erhalten; dies zeigt sich z.B. in einem unveränderten "waist-to-hip-ratio".

9.3.4. Empfohlene Sportarten

Um einen optimalen Effekt körperlicher Aktivität im Rahmen eines Gewichtsreduktionsprogramms zu erzielen, hat es sich als günstig erwiesen, folgende Punkte zu berücksichtigen:

- Das Programm darf keine hohen motorischen Vorerfahrungen voraussetzen
- Das Programm darf weder das Herz-Kreislaufsystem noch den Bewegungs- und Stützapparat zu intensiv beanspruchen
- Das Programm muß Erfolgserlebnisse ermöglichen und Freude an körperlicher Aktivität vermitteln, so daß es zu langfristiger körperlicher Aktivität motiviert

Es gibt keine "richtigen" oder "falschen" Sportarten für Übergewichtige. Trotzdem lassen sich aufgrund der spezifischen Voraussetzungen bei Adipösen einige Empfehlungen formulieren. Diese sind in Tabelle 9.1 zusammengefaßt:

Sportart	Adipöse unter 45 Jahren	Adipöse über 45 Jahren
Walking	++	++
Radfahren	++	++
Schwimmen	++	++
Skilanglauf	++	++
Gymnastik	+	+
Low Impact Aerobic	+	+
Step Aerobic	+	+
Bergwandern	+	+
Volleyball	+	0
Tauchen	+	0
Tennis	0	0
Ski alpin	0	0
Surfen/Segeln	0	0
Laufen/Joggen	0	-
Fußball	-	-
Squash	-	-

Tab. 9.1: Verschiedene Freizeitsportarten und ihre Eignung für Übergewichtige.
++ = sehr gut geeignet, + = gut geeignet, 0 = bedingt geeignet, - = nicht geeignet.

Am sinnvollsten hat sich ein vielseitiges Programm erwiesen, das aus folgenden Elementen besteht:

- Training der Ausdauerleistungsfähigkeit
- Gymnastik (Kraftsport)

Dabei ist allerdings die Strukturierung eines langfristigen Trainingsaufbaus zu berücksichtigen. Bei regelmäßigem Training kann man drei Phasen der körperlichen Reaktionen während eines solchen Programms voneinander unterscheiden:

- Körperliche Anpassung (ca. 4-10 Wochen)
- Körperlicher Aufbau (ca. 8 Wochen)
- Stabilisierung (langfristig)

Während dieser Phasen sollten unterschiedliche inhaltliche Schwerpunkte gesetzt werden

- Körperliche Anpassung
  - Anpassung an körperliche Belastung
  - zunächst niedrige Belastungsintensität
  - kurze Belastungsphasen mit "lohnenden" Pausen
  - viele Koordinations- und Flexibilitätsübungen
  - Schulung der Atemtechnik
  - Erlernen der Pulsmessung
- Körperlicher Aufbau
  - kontinuierlicher Aufbau der Ausdauerleistungsfähigkeit
  - Intensivierung des Flexibilitätstrainings
  - kräftigende Übungen mit Haltungskorrektur und Atemkontrolle
- Stabilisierung
  - Stabilisierung des erreichten Niveaus
  - Motivation zum selbständigen Training
  - "Nachbetreuung", eventuell Kontakt mit sporttreibenden Gruppen herstellen

9.3.4.1. Training der Herz-Kreislauf-Ausdauerleistungsfähigkeit

Wichtig für die optimale Nutzung der positiven Effekte einer besseren Herz-Kreislauf-Ausdauerleistungsfähigkeit ist, daß die Trainingsbelastung im submaximalen Bereich stattfindet. Bei Belastungen höherer Intensität muß die Aktivität oft schon nach kurzer Zeit abgebrochen werden. Zudem benützt der Körper in höheren Leistungsbereichen bevorzugt gespeicherte Kohlenhydrate (Glykogen) als Energiequelle und nicht Fett. Nach dem derzeitigen wissenschaftlichen Stand sollte jede körperliche Audaueraktivität wenigstens für 30 Minuten kontinuierlich aufrechterhalten werden, um die erwähnten Effekte optimal zu nutzen.

Vor Aufnahme des Trainings sollte bei Adipösen in jedem Fall ein Gesundheitscheck durchgeführt werden, um mögliche Kontraindikationen für Sport auszuschließen bzw. um die Belastbarkeit zu prüfen. Dies gilt insbesondere für ältere, übergewichtige Männer über 40 bzw. Frauen über 50 Jahre. Es empfiehlt sich, eine stufenweise Ergometrie durchzuführen, um den Trainingspuls des Patienten zu ermitteln. Hierbei sollte der Adipöse keine maximale, sondern eine submaximale Belastung erreichen. Zur Bestimmung der **empfohlenen Pulsfrequenz bei Ausdauersportarten** bietet sich die einfache Formel

175 minus Lebensalter

an. Die Pulsfrequenz soll innerhalb einer Toleranzspanne von ±10 liegen.

> Besonders günstig für das Training der Herz-Kreislaufausdauer haben sich Sportarten erwiesen, die dynamische Bewegungen der großen Muskelgruppen erfordern. Dies sind z.B.
> - Jogging
> - Walking
> - Radfahren und
> - Schwimmen
>
> Optimal ist es, mit einer Häufigkeit von dreimal pro Woche zu beginnen und sich langsam zu steigern, so daß täglich eine sportliche Aktivität durchgeführt wird.

Eine Besprechung der Vor- und Nachteile dieser Sportarten und ihrer Eignung für Adipöse sowie Vorschläge für konkrete Trainingsprogramme finden sich im Anhang zu diesem Kapitel.

9.3.4.2. Gymnastik - Training der Muskelkraftausdauer und Flexibilität

Gymnastische Übungen sollen zu einem Training der Muskelkraftausdauer und der Koordination sowie einer Erhöhung der Beweglichkeit in Sehnen, Bändern und Gelenken beitragen. Nach derzeitigem Stand wissenschaftlicher Erkenntnis scheinen Gewichtsreduktionsprogramme am ehesten erfolgreich zu sein, wenn im Bewegungsteil Ausdauer- und Krafttraining kombiniert werden. Das Training der Muskelkraftausdauer führt dabei nicht - wie bereits dargestellt - zu einer Beseitigung lokaler Fettpolster. Vielmehr wird durch ein Krafttraining der relative Anteil magerer Körpermasse im Verhältnis zur Fettmasse erhöht. Da Muskelgewebe metabolisch aktiver ist als Fettgewebe, trägt dies zu einer Erhöhung der Grundumsatzrate und damit zu einem erhöhten Kalorienverbrauch (auch in Ruhe) bei. Zudem schützt die Verbesserung der Muskelkraft und Muskelkraftausdauer den bei Übergewichtigen ohnehin in Mitleidenschaft gezogenen Stützapparat. Schließlich trägt eine Erhöhung des Muskeltonus durch eine Straffung der Haut zu einer kosmetischen Verbesserung bei.

Bei der Durchführung eines gymnastischen Programms für Übergewichtige sind allerdings einige wichtige Punkte zu beachten:

- Die Demonstration und Vermittlung einer korrekten Bewegungsausführung und Körperhaltung ist bei dieser Zielgruppe von großer Bedeutung. Viele Übergewichtige sind aufgrund ihrer Körperfülle "bewegungsunerfahren", so daß anscheinend alltägliche Bewegungsmuster wie koordiniertes Gehen, Koordination der Arme beim Gehen etc. "neu" gelernt werden müssen. Alle Übungen müssen deswegen vorbildlich demonstriert und eventuelle Fehler bei der Ausführung durch einen Trainer korrigiert werden

- Alle Übungen müssen "rückengerecht" ausgeführt werden. Ein hohes Körpergewicht kann dazu führen, daß Übungen, die für Normalgewichtige problemlos auszuführen sind, bei Übergewichtigen eine lokale Überbelastung (v.a. im Rücken) zur Folge haben

- Auf Hüpf- und Springelemente sollte aufgrund der hohen Gelenkbelastung verzichtet werden

- Alle Übungen sollten leicht nachvollziehbar sein. Wünschenswert wäre außerdem die Auswahl von Übungen, die eine stufenweise Erhöhung der Belastung und/oder Komplexität ermöglichen. Dadurch kann man auch immer die leichtere Variante anbieten, sollte dies nötig sein

- Gymnastische Übungen sollten Spaß machen! Denkbar ist hier die rhythmische Ausführung der Bewegungen zu Musik

9.3.4.3. Trainigsprogramm oder Steigerung der Allltagsaktivität?

Wenn man sich vergegenwärtigt, wie hoch die Abbruchquoten von übergewichtigen Teilnehmern bei "herkömmlichen" Trainingsprogrammen sind, stellt sich die Frage, ob es nicht auch andere Möglichkeiten geben könnte, das körperliche Aktivitätsniveau dieser Zielgruppe dauerhaft zu steigern. In einer neueren Studie von Andersen und Mitarbeitern (1999) konnten die Autoren zeigen, daß nach 16 Wochen verstärkter Alltagsaktivitäten (leichte Gartenarbeit, Treppe statt Lift, Zufußgehen statt Autofahren etc.) ähnliche Gewichtsverluste und Fettstoffwechselveränderungen festzustellen waren wie nach einem 16-Wochen-Trainingsprogramm. Die Autoren untersuchten 40 übergewichtige Frauen (durchschnittlicher BMI: 32,9 kg/m^2), die per Zufall einer der beiden Behandlungsgruppen zugewiesen wurden. Alle Untersuchungsteilnehmerinnen erhielten während des Untersuchungszeitraumes eine Fett-reduzierte Diät von ca. 1.200 kcal pro Tag. Am Ende des Behandlungszeitraums, d.h. nach 16 Wochen, waren keine statistisch bedeutsamen Unterschiede im absoluten Gewichtsverlust zwischen den beiden Gruppen festzustellen: In der Gruppe mit verstärkter Alltagsaktivität zeigte sich nach dem Behandlungszeitraum ein Gewichtsverlust von ca. 7,9 kg, während die Teilnehmerinnen des Bewegungsprogramms durchschnittlich 8,3 kg abnahmen. Allerdings betrug der Anteil an verlorenem Körperfett bei den Teilnehmerinnen der "Alltagsaktivitätsgruppe" mehr (ca. 1,4 kg) als bei den Teilnehmerinnen des Bewegungsprogramms (ca. 0,5 kg). Ein Jahr nach Beendigung des 16-Wochen-Programms hatten die Teilnehmerinnen am Bewegungsprogramm durchschnittlich wieder 1,6 kg zugenommen, während in der Alltagsaktivitätsgruppe die Gewichtszunahme fast zu vernachlässigen war (0,08 kg).

Heißt dies nun, daß Bewegungsprogramme weniger wirksam bei der Gewichtsreduktion sind als Steigerungen der Alltagsaktivität? Wahrscheinlich nicht: Das Ergebnis nach 16 Wochen zeigt vergleichbare Resultate. Es ist jedoch zu vermuten, daß das bessere Abschneiden der "Alltagsaktivitätsgruppe" nach einem Jahr darauf zurückzuführen ist, daß diese ihre neu-erlernte (verstärkte) Alltagsaktivität auch nach Beendigung der 16-wöchigen Behandlung fortsetzte, während dies bei der Bewegungsgruppe nicht der Fall war.

Könnten diese Ergebnisse weiterhin bedeuten, daß Bewegungsprogramme im Rahmen von Gewichtsreduktionsprogrammen sinnlos sind? Auf keinen Fall. Man muß jedoch berücksichtigen, daß viele Teilnehmer wesentlich weniger Schwierigkeiten damit haben dürften, verstärkte Alltagsaktivitäten auf Dauer in den Lebensalltag zu integrieren als besondere gymnastische Übungen. Um die Wirkung eines Bewegungsprogramms zu optimieren, empfiehlt es sich, den Programmteilnehmern beide Möglichkeiten anzubieten. Sie ergänzen sich und bieten den Teilnehmern die Möglichkeit, individuellen Präferenzen nachzukommen.

9.4. Psychologische Grundlagen

9.4.1. Adipöse und Sport

Neben den in den vorangegangenen Abschnitten besprochenen medizinischen und physiologischen Gesichtspunkten sprechen auch eine Reihe von psychosozialen Gründen für die Bedeutung von Bewegungsangeboten für Adipöse. Das gesellschaftliche Schönheitsideal definiert den jungen, schlanken und sportlichen Menschen als schön, gesellschaftlich anerkannt und erfolgreich. Übergewichtige Menschen entsprechen nicht dieser Norm gesunder Körperlichkeit. Dies kann dazu führen, daß der positive Bezug zum eigenen Körper verlorengeht. Frustration über Leistungseinschränkungen, Schamgefühle bezüglich der eigenen Erscheinung, Hemmungen und der Verlust von Selbstwert können die Folge sein.

Durch Sport werden Adipöse nicht nur theoretisch sondern auch praktisch mit ihrer (problematischen) Körperfülle konfrontiert. Körperliche Bewegung fokusiert die Aufmerksamkeit auf den Körper und verstärkt vermutlich bereits bestehende negative Einstellungen gegenüber dem eigenen Körper. Dazu kommt, daß die meisten Adipösen im Laufe ihrer Geschichte als "Dicke" bei sportlichen Aktivitäten negative Vorerfahrungen hinsichtlich ihrer Leistungsfähigkeit und körperlichen Erscheinung gemacht haben dürften. Diese Faktoren sind dafür verantwortlich, daß die Besprechung der Themen "Bewegung" und "Sport" besonders viel Einfühlungsvermögen und Takt verlangen.

9.4.2. Extrinsische und intrinsische Motive

Der Erfolg jedes Bewegungsprogrammes wird von der Regelmäßigkeit abhängen, mit der es durchgeführt wird. Die Regelmäßigkeit der Durchführung ist wiederum abhängig davon, ob der Teilnehmer Spaß und Freude an körperlicher Aktivität gewinnt - also von der Motivation des Teilnehmers. Völlig untrainierte Personen und vor allem Adipöse fühlen sich zu Beginn eines Bewegungsprogramms oft körperlich unbehaglich (Muskelkater, Anstrengung) und überfordert. Der damit verbundene Wunsch aufzuhören, kann bei regelmäßig trainierenden Anfängern bis zu 10 Wochen anhalten. Es sind ausschließlich von außen bestimmte Motive, die den Teilnehmer dazu veranlassen können, trotz der negativen Erfahrungen nicht aufzugeben. Gedanken wie "das ist gut für meine Gesundheit" oder "ich bekomme eine bessere Figur" sind Beispiele solcher Motive ("extrinsische" Motivation). An diese "Anstrengungsphase" schließt sich ein Stadium an, in dem Anstrengung und Überforderung durch Gefühle des körperlichen Wohlbefindens abgelöst werden - wenigstens im Anschluß an die sportliche Aktivität. Die Motivation kann sich in diesem Stadium also in Richtung einer größeren Beteiligung intrinsischer Motive verändern. Diese sind gekennzeichnet durch Gefühle der Freude, der Entspannung und des Glücks aufgrund der körperlichen Aktivität selbst.

Viele Untersuchungsergebnisse weisen inzwischen darauf hin, daß eine intrinsische Motivation die Wahrscheinlichkeit einer langfristigen Verhaltensänderung in Richtung einer Integration sportlicher Aktivitäten in den Lebensalltag entscheidend erhöht. Sicherlich herrschen zu Beginn der Aufnahme sportlicher Aktivitäten bei den meisten Personen extrinsische Motive vor: Eine größere körperliche Leistungsfähigkeit, Gewichtskontrolle oder -abnahme und die Reduktion des Erkrankungsrisikos für eine Vielzahl von Krankheiten sind erstrebenswerte Ergebnisse oder Produkte sportlicher Aktivität. Obwohl diese extrinsischen Motive eine große Rolle dabei spielen dürften, ob jemand überhaupt mit Sport beginnt, besteht ein Paradoxon darin, daß eine andauernde Konzentration auf die erwarteten (positiven) Ergebnisse sportlicher Aktivität die Entwicklung intrinsischer Motive behindert und es somit unwahrscheinlicher wird, daß Sport langfristig zur Gewohnheit wird. Ein wichtiger Schritt von einer extrinsischen zu einer intrinsischen Motivationslage besteht in der Fokussierung auf die körperliche Aktivität selbst und in der Bewußtwerdung der Gefühle, die mit dieser Aktivität verbunden sind. Wenn der ausgeübte Sport genau den individuellen Fähigkeiten und Bedürfnissen entspricht, empfinden die betroffenen Personen während sie sportlich aktiv sind, häufig ein hohes Maß an Zufriedenheit, Selbstkontrolle und Freude. Dieser Zustand wird in der englischsprachigen Literatur auch als "flow" bezeichnet, und wird als zentraler Faktor intrinsischer Motivation betrachtet.

Um den Übergang von einer extrinsischen zu einer intrinsischen Motivation zu erleichtern, hat es sich als hilfreich erwiesen, die Motivation des Patienten mit einem "Motivationsinterview" zu klären. Ein solches Gespräch soll es dem Patienten erleichtern, seine eigenen Ziele bei der Ausübung von Sport besser zu erkennen und möglicherweise Modifikationen vorzunehmen. Beispiele für Fragen, die als Gesprächsleitfaden dienen können, finden sich in Vögele (1998).

9.4.3. Motivierung

Ein richtig dosiertes Bewegungsangebot kann dazu beitragen, Hemmschwellen abzubauen. Es wirkt motivierend und vermittelt Erfolgserlebnisse und es stellt wieder einen positiven Bezug zum eigenen Körper her. Häufig werden Sportprogramme wegen gesundheitlicher Komplikationen, falscher Belastungsintensität, anfänglicher Überforderung und ausbleibenden Erfolgen bereits nach kurzer Zeit wieder abgebrochen. Es ist deshalb sehr wichtig, daß in einem Bewegungsprogramm für Übergewichtige die Ziele maßvoll gesteckt werden und auch kleine Erfolge (Häufigkeit der Durchführung des Bewegungsprogramms, Gewichtsreduktion erst in zweiter Linie) verstärkt werden. Der Wunsch nach einer raschen Gewichtsabnahme dürfte bei den meisten übergewichtigen Menschen im Vordergrund stehen. Für die erfolgreiche und regelmäßige Durchführung des Bewegungsprogramms ist es jedoch wichtig, auf die zahlreichen gesundheitsförderlichen Konsequenzen körperlicher Aktivität hinzuweisen, die auch unabhängig von einer Gewichtsreduktion stattfinden.

Die Motivation des adipösen Patienten ist ein zentraler Punkt für die langfristige Umsetzung von Sport: Nur wenn der Patient vom Nutzen des Sporttreibens überzeugt ist, nimmt er kurz- oder mittelfristig die eher als unangenehm erlebte körperliche Aktivität in Kauf. Zu Beginn eines Bewegungsprogramms sollten dem adipösen Patienten Informationen zur Verfügung gestellt werden, welche die Grundlage für die extrinsische Motivation zur regelmäßigen Ausführung des Bewegungsprogramms bilden. Dazu gehört die Vermittlung von Erkenntnissen zur Bedeutung einer verbesserten Herz-Kreislaufausdauerleistung für die Gesundheit und die positive Wirkung von erhöhtem Kalorienverbrauch im Rahmen eines Gewichtsreduktionsprogramms. Ausschlaggebend für die regelmäßige und langfristige Durchführung eines Bewegungsprogramms wird jedoch sein, ob es gelingt, dem Patienten Spaß und Freude an körperlicher Aktivität zu vermitteln (intrinsische Motivation). Nicht zu unterschätzen ist dabei die positive Modellfunktion eines/einer engagierten Arztes/Ärztin oder anderer Therapeuten. Als besonders günstig hat sich die Verwendung eines Bewegungsprotokolls erwiesen, das der Patient täglich ausfüllt und mit seinem Therapeuten bespricht. Aufgabe des behandelnden Therapeuten ist es dabei, die erwünschte Bewegungsaktivität zu verstärken und somit dazu beizutragen, daß Sport nicht nur im Rahmen eines zeitlich begrenzten Behandlungsangebotes regelmäßig ausgeübt wird, sondern zur Lebensgewohnheit wird.

9.5. Anhang

■ Laufen/Jogging

Laufen bzw. Jogging ist eine Form des Ausdauertrainings, das nur leicht bis mäßig adipösen Menschen unter 45 Jahren empfohlen werden kann. Durch die beim Jogging bis zu dreimal höhere Aufprallbelastung als beim normalen Gehen, besteht die Gefahr der Überbelastung der Sprung-, Knie- und Hüftgelenke. Weitere Verletzungsmöglichkeiten betreffen Bänder, Sehnen und die Wirbelsäule.

■ Walking

Unter Walking versteht man ein schnelles oder zügiges Gehen, das im Freien oder auch in einer Sporthalle durchgeführt werden kann. Der Motivationsgrad bei der Durchführung im Freien und/oder in der Gruppe ist natürlich wesentlich höher als das Walking in einer Halle oder allein. Das schnelle Gehen ist eine ganz besonders empfehlenswerte Ausdauertrainingsnorm für Übergewichtige. Die Belastungsintensität ist niedrig und kann gut reguliert werden. Belastungen für den Stützapparat sind gering, allerdings nur unter der Voraussetzung, daß geeignete Schuhe getragen werden. Dies sind Schuhe mit einem guten Sohlenprofil und Aufprall-dämpfenden Materialien im Fersen- und Vorderfußbereich. Die Sprunggelenke erhalten zusätzlichen Schutz durch eine besonders feste Fersenpartie des Schuhs; entgegen der landläufigen Meinung trägt die Höhe des Schafts kaum zum Schutz des Sprunggelenks bei; ein hoher Schaft kann bei manchen Personen sogar eine Achilles-Sehnenentzündung hervorrufen.

Ein Beispiel für ein mehrwöchiges Ausdauerprogramm für Übergewichtige zeigt folgende Übersicht:

- 1. Woche: 3 x 2 Min. schnelles Gehen, dazwischen lockeres Gehen und dehnen
- 2. Woche: 2 x 3 Min. schnelles Gehen
- 3. Woche: 2 x 3 Min. schnelles Gehen
- 4. Woche: 2 x 5 Min. schnelles Gehen
- 5. Woche: 2 x 6 Min. schnelles Gehen
- 6. Woche: 2 x 7 Min. schnelles Gehen
- 7. Woche: 2 x 8 Min. schnelles Gehen
- 8. Woche: 1 x 12 Min. schnelles Gehen
- ab 9. Woche: Steigerung des Walking um wöchentlich eine Minute bis ein Ausdauerprogramm von 20-30 Minuten erreicht wird

Bei der Durchführung dieses Programms muß man immer wieder Belastungskontrollen durchführen. Liegen die Pulsfrequenzen der Teilnehmer oberhalb ihrer individuellen Trainingspulsfrequenzen, sollte die Belastungsintensität durch Verkürzung der angegebenen Zeiten verringert werden.

■ Radfahren

Radfahren eignet sich für übergewichtige Menschen in besonderer Weise, da diese sehr ökonomische Art der Fortbewegung den Stütz- und Bewegungsapparat entlastet. Einen hohen Motivationsgrad bieten Radtouren im Freien; man kann das Training in Ermangelung geeigneter Radwege oder wegen schlechten Wetters jedoch auch auf einem stationären Fahrrad durchführen.

Wie schon beim Walking erwähnt, sollten auch beim Radfahren Pulskontrollen stattfinden. Überschreiten die gemessenen Pulsfrequenzen die individuellen Trainingspulsfrequenzen der Teilnehmer, sollte die Belastungsintensität reduziert werden. Liegen die Pulswerte allerdings unter den angegebenen Richtwerten, können im Rahmen der angegebenen Belastungsdauer Phasen eingebaut werden, in denen das Tempo vorsichtig gesteigert wird. Die Phasen, in denen das Tempo bis zum Erreichen der Trainingspulsfrequenz gesteigert wird, beginnen unter den o. g. Voraussetzungen bei 1 Minute Dauer und können bis zu 20-25 Minuten gesteigert werden, wenn die Trainingspulsfrequenzen der Teilnehmer dies zulassen.

Ein Beispiel für ein mögliches Radfahr-Ausdauerprogramm für Übergewichtige zeigt folgende Übersicht:

- 1. Woche: 10 Min.
- 2. Woche: 10 Min.
- 3. Woche: 10 Min.
- 4. Woche: 15 Min.
- 5. Woche: 15 Min.
- 6. Woche: 20 Min.
- 7. Woche: 20 Min.

	Strecken-länge	Belastung : Pause	Belastungszeit
1. Woche	12-16 m	1 : 3	5 Min.
2. Woche	12-16 m	1 : 2	5 Min.
3. Woche	12-16 m	1 : 1	5 Min.
4. Woche	12-16 m	1 : 1	10 Min.
5. Woche	25 m	1 : 1	10 Min.
6. Woche	25 m	1 : 1	10 Min.

■ Schwimmen

Die Besonderheit des Mediums Wasser liegt darin, daß durch den Auftrieb des Wassers die Eigenschwere des Körpers aufgehoben wird. Der Rumpf wird dadurch von seiner statischen Stützfunktion entlastet. Übergewichtigen Menschen eröffnet dies Bewegungsmöglichkeiten, die ihnen an Land nicht im selben Maße gegeben sind. Überlastungserscheinungen im Bewegungsapparat treten kaum auf; darüber hinaus hat die Bewegung im Wasser eine wohltuende Entspannungswirkung. Für übergewichtige Menschen eignet sich in besonderem Maße das Rückenschwimmen oder das Brustkraulen. Brustschwimmen, wie es üblicherweise ausgeführt wird, d. h. mit einer Überstreckung in der Halswirbelsäule, kann sich bei übergewichtigen Menschen über den Zug des Gewichts im Lendenwirbelsäulenbereich verstärkt negativ auswirken. Durch die seitlich ausscherende Bewegung der Beinbewegungen bei diesem Schwimmstil besteht außerdem das Risiko einer Überbelastung der Kniegelenke.

Für den Beginn eines Ausdauertrainings im Schwimmen eignet sich das Intervalltraining. Übergewichtige sollten damit beginnen, eine kurze Strecke in ruhigem und gleichmäßigem Tempo zurückzulegen. Im Laufe der Zeit ist eine Steigerung bis zu einer von den Teilnehmern subjektiv als mittel eingestuften Intensität sinnvoll. Die Streckenlänge sollte anfangs 12-16 m nicht überschreiten. Das Verhältnis zwischen Belastung und Pause kann von anfänglich 1:3 auf 2:1 nach längerem Training verändert werden. Eine Orientierungshilfe für ein mehrwöchiges Schwimmprogramm ist im folgenden wiedergegeben:

Sobald die Teilnehmer das Trainingsprogramm als subjektiv leicht einschätzen, kann die Belastungsintensität vorsichtig erhöht werden. Langfristig sollten kontinuierliche Dauerbelastungen bis zu einer Dauer von 20 Minuten angestrebt werden. Die Teilnehmer sollten versuchen, eine zunehmend längere Strecke an einem Stück zu schwimmen.

9.6. Literatur

1. Andersen, R.E., Wadden, T.A., Bartlett, S.J., Zemel, B., Verde, T.J. & Franckowiak, S.C. (1999). Effects of lifestyle activity vs structured aerobic exercise in obese women: a randomized trial. Journal of the American Medical Association, 281, 335-340.

2. Ballor, D.L. & Keesey, R.E. (1991). A meta-analysis of the factors affecting exercise-induced changes in body mass, fat mass and fat-free mass. International Journal of Obesity, 15, 717-726.

3. Coyle, E.F. (1995). Fat metabolism during exercise. Sports Science Exchange 8, no. 6. Gatorade Sports Science Institute: Quaker Oats, Co.

4. Despres, J. P., Bouchard, C., Tremblay, A., Savard, R. & Marcotte, M. (1985). Effects of aerobic training on fat distribution in male subjects. Medicine and Science in Sports and Exercise, 17, 113-118.

5. Donahue, C. P., Lin, D. H., Kirschenbaum, D. S. & Keesey, R. E. (1984). Metabolic consequence of dieting and exercise in the treatment of obesity. Journal of Consulting and Clinical Psychology, 52, 827-836.

6. Haus, G., Hoerr, S.L., Mavis, B. & Robison, J. (1994). Key modiafiable factors in weight maintenance: fat intake, exercise, and weight cycling. Journal of the American Dietetic Association, 94, 409-413.

7. Hensrud, D.D., Weinsier, R.L., Darnell, B.E. & Hunter, G.R. (1994). A prospective study of weight maintenance in obese subjects reduced to normal body weight without weight-loss training. American Journal of Clinical Nutrition, 60, 688-694.

8. Holden, J.H., Darga, L.L., Olson, S.M., Stettner, D.C., Ardito, E.A. & Lucas, C.P. (1992). Long-term follow-up

of patients attending a combination very-low calorie diet and behavior therapy weight loss programme. International Journal of Obesity, 16, 605-613.

9. Katch, F. I., Clarkson, P. M., Kroll, W., McBride, T. & Wilcox, A. (1984). Effects of sit-up exercise training on adipose cell size and adiposity. Research Quarterly for Exercise and Sport, 55, 242-247.

10. Kraemer, W. J., Gordon, S. E., Fleck, S. J., Marchitelli, L. J., Mello, R., Dziados, J. E., Friedl, K., Harman, E., Maresh, C. & Fry, A. C. (1991). Endogenous anabolic hormonal and growth factor responses to heavy resistance exercise in males and females. International Journal of Sports Medicine, 12, 228-235.

11. Marks, B. L., Ward, A., Morris, D. H., Castellani, J. & Rippe, J. M. (1995). Fat-free mass is maintained in women following a moderate diet and exercise program. Medicine and Science in Sports and Exercise, 27, 1243-1251.

12. Pavlou, K. N., Steffee, W. P., Lerman, R. H. & Burrows, B. A. (1985). Effects of dieting and exercise on lean body mass, oxygen uptake, and strength. Medicine and Science in Sports and Exercise, 17, 466-471.

13. Racette, S.B., Schoeller, D.A., Kushner, R.F. & Neil, K.M. (1995). Exercise enhances dietary compliance during moderate energy restriction in obese women. American Journal of Clinical Nutrition, 62, 345-349.

14. Schoeller, D.A., Shay, K. & Kushner, R.F. (1997). How much physical activity is needed to minimize weight gain in previously obese women? American Journal of Clinical Nutrition, 66, 551-563.

15. Sharkey, B. J. (1990). Physiology of fitness, 3rd ed. Champaign, IL: Human Kinetics.

16. Vögele, C. (1998). Bewegung. In Arbeitskreis zur Erstellung von Diagnose- und Therapieempfehlungen zur Indikation Adipositas für die Praxis des Hausarztes im Auftrag des BDA (Hrsg.) Adipositas Manual, Kapitel 4.3 (S. 4.3/1 - 4.3/17). Emsdetten: Kybermed.

17. Votruba, S.B., Horvitz, M.A. & Schoeller, D.A. (2000). The role of exercise in the treatment of obesity. Nutrition, 16, 179-188.

Pharmakotherapie - der Traum vom Wunder?

10. Pharmakotherapie - der Traum vom Wunder?

10.1. Einleitung

In der westlichen Welt stellt die **Adipositas** aufgrund ihrer Begleiterkrankungen die **zweithäufigste Ursache vermeidbarer Todesfälle** dar (18), so daß die Notwendigkeit einer effektiven Therapie unstrittig ist. Ziele der Adipositastherapie sind eine sichere und effektive Gewichtsreduktion durch Abbau von Fettdepots sowie die langfristige Stabilisierung des reduzierten Körpergewichtes. Da sich die traditionellen Interventionsmaßnahmen Diät, Verhaltensänderung und körperliche Bewegung alleine bisher als langfristig wenig erfolgreich gezeigt haben (7), erhoffen sich viele das "Wunder" eines dauerhaften Therapieerfolges von Medikamenten.

Der Abbau von Körperfettdepots ist prinzipiell durch eine Steigerung des Energieverbrauches sowie durch eine Reduktion der Energieaufnahme möglich. Eine relevante **Steigerung des Energieverbrauches** läßt sich praktisch nur durch körperliche Bewegung erreichen, womit allerdings insgesamt nur ein sehr langsamer und geringgradiger Gewichtsverlust induziert werden kann. Pharmaka, die den Metabolismus und somit auch den Energieverbrauch steigern, wie z.B. Schilddrüsenhormone, üben zugleich inakzeptable negative Wirkungen auf das Herz aus und sind daher obsolet. Die **Verringerung der Energieaufnahme** ist zweifellos der effektivste Weg, die Fettgewebsmasse zu reduzieren, weswegen dieser Ansatz in der Entwicklung antiadipogener Medikamente besonders interessant ist. Prinzipiell stehen zwei Gruppen von Substanzen für die Pharmakotherapie zur Verfügung, nämlich:

- Medikamente, die im Zentralnervensystem den Appetit reduzieren und/oder die Sättigung verstärken sowie
- Medikamente, die im Gastrointestinaltrakt die Assimilation von Nährstoffen hemmen

10.2. Zentral wirksame Pharmaka

Im Zentralnervensystem erfolgt die Regulation der Nahrungsaufnahme vor allem im lateralen Hypothalamus. Sättigungssignale, die im Rahmen der Nahrungsaufnahme im Gastrointestinaltrakt entstehen, werden über afferente Vagusfasern dem lateralen Hypothalamus zugeleitet und können hier durch eine korrelierte Freisetzung von Neurotransmittern zur Hemmung der laufenden Nahrungsaufnahme beitragen (22). Als inhibitorische Neurotransmitter fungieren vor allem die *biogenen Amine* **Noradrenalin** und **Serotonin**, aber auch zahlreiche erst kürzlich entdeckte *Neuropeptide*, wie das Cholezystokinin oder *glucagon-like peptide* 1 (GLP-1) (23). Während eine Verstärkung von Neuropeptid-Wirkungen durch Pharmaka bisher noch unzureichend erforscht wird, ist die pharmakologische Aktivierung katecholaminerger und serotoninerger Einflüsse etabliert.

10.2.1. Katecholaminerge Substanzen

Der erste sogenannte Appetitzügler, der vor über 50 Jahren erstmals zur Adipositas-Therapie eingesetzt wurde, war **Amphetamin** (24). Vor allem das rechtsdrehende Isomer D-Amphetamin bewirkt eine verstärkte neuronale Freisetzung von Noradrenalin in den synaptischen Spalt. Die Wiederaufnahme von Noradrenalin in die Nervenendigung läßt sich pharmakologisch ebenfalls beeinflussen und wird beispielsweise durch Mazindol inhibiert. Beide Mechanismen bewirken eine Erhöhung der Konzentration von Katecholaminen im synaptischen Spalt, was zur Aktivierung der adrenergen Rezeptoren führt und auf diese Weise eine Appetithemmung vermittelt. Da jedoch Amphetamin sehr stark zentral stimulierende und euphorisierende Eigenschaften sowie ein starkes Suchtpotential aufweist, ist es für die Adipositastherapie ungeeignet.

Eine Reihe weiterer Substanzen wie **Diethylpropion**, **Phentermin**, **Phenylpropanolamin** oder das bereits erwähnte **Mazindol** besitzen amphetaminähnliche Wirkungen, reduzieren das Hungergefühl und bewirken so eine Reduktion der Nahrungsaufnahme. In Placebo-kontrollierten Studien über 3 bis 6 Monate führten die genannten katecholaminergen Anorektika zu einem signifikant größeren Gewichtsverlust bei übergewichtigen Patienten im Vergleich zu Placebo (2,8,10,19,25).

Nebenwirkungen der katecholaminergen Substanzen sind u.a. Schlaflosigkeit, Nervosität, leichte Erregbarkeit und Kopfschmerzen sowie Mundtrockenheit, Schweißneigung, Übelkeit und Obstipation [24]. Bei Patienten mit vorbestehender koronarer Herzerkrankung können Rhythmusstörungen und pektanginöse Beschwerden ausgelöst werden [4]. Schließlich besitzen alle Amphetaminähnlichen Substanzen, wenn auch in unterschiedlichem Maße, ein Potential zur Suchtentwicklung und können bei falscher Dosierung schwere akute Psychosen auslösen. Aufgrund dieser doch gravierenden Nebenwirkungen sollten Amphetaminähnliche Substanzen heutzutage in der Adipositastherapie nicht mehr eingesetzt werden.

10.2.2. Serotoninerge Substanzen

■ Fenfluramin

Der klassische Vertreter serotoninerg wirkender Substanzen ist das Fenfluramin, ein Phenylethylamin, das dem Amphetamin chemisch sehr ähnlich ist, jedoch ganz unterschiedlich wirkt. Das wirksame Isomer ist das rechtsdrehende D-Fenfluramin, welches die neuronale Freisetzung von Serotonin steigert und zugleich dessen Wiederaufnahme in die Nervenendigung hemmt. Fenfluramin aktiviert so im Zentralnervensystem überwiegend neuronale Serotonin-Systeme, weshalb es im Gegensatz zu Amphetamin keine zentral erregende, sondern eher eine dämpfende Wirkung aufweist (21).

In einer großen europäischen placebokontrollierten Multicenter-Studie führte Dexfenfluramin in einer Dosierung von 2 x 15 mg gegenüber Placebo zu einem rascheren initialen Gewichtsverlust und bewirkte darüber hinaus eine Stabilisierung des Gewichtes auf niedrigerem Niveau während des zweiten Studien-Halbjahres (12). Nach Absetzen der Studien-Medikation war der Gewichtszuwachs bei den Patienten, die Dexfenfluramin erhalten hatten, größer als in der Placebo-Gruppe. Die häufigsten Nebenwirkungen von Dexfenfluramin sind Müdigkeit, Durchfall, Mundtrockenheit und Polyurie (12). Kürzlich wurde zusätzlich über eine Reihe schwerwiegender Nebenwirkungen unter Dexfenfluramin-Therapie berichtet. So entwickelte sich bei einigen Patienten nach Einnahme von Dexfenfluramin eine pulmonale Hypertonie (1,20). Sogar über einen Todesfall wurde in diesem Zusammenhang berichtet (17). Darüber hinaus wurden unter der kombinierten Therapie von Dexfenfluramin und der Amphetamin-ähnlichen Substanz Phentermin Veränderungen an den Herzklappen beobachtet (5,6,9). Dies führte dazu, daß Dexfenfluramin im Herbst 1997 weltweit vom Arzneimittelmarkt zurückgezogen wurde.

■ Sibutramin

Sibutramin wurde im Frühjahr 1999 in Deutschland für die Adipositastherapie zugelassen. Durch eine Hemmung der Wiederaufnahme von Serotonin aber auch von Noradrenalin in die hypothalamischen Nervenendigungen weist Sibutramin einen kombinierten serotoninergen und noradrenergen Wirkmechanismus auf. Im Vergleich zu Placebo führte Sibutramin in verschiedenen Studien in Dosierungen von 1 x 10 mg oder 1 x 15 mg zu einer dosisabhängigen signifikant stärkeren Reduktion des Körpergewichtes als unter Placebo (3,13a, 15). Die bisher bekannten Nebenwirkungen sind Mundtrockenheit, Appetitlosigkeit, Obstipation, Schlafstörungen und Benommenheit (14,16,27). Darüberhinaus müssen diskrete Erhöhungen der Pulsfrequenz und des Blutdrucks als Nebenwirkungen berücksichtigt werden, weswegen dieses Medikament bei Hypertonikern oder Patienten mit koronarer Herzerkrankung nicht eingesetzt werden sollte. Über weiterreichende kardiovaskuläre Nebenwirkungen liegen bisher keine Berichte vor.

Alle zentralnervös wirksamen Pharmaka weisen schließlich das Problem auf, daß sie nicht selektiv in die relevanten Regelzentren des Hypothalamus appliziert werden können und somit bei systemischer Applikation zwangsläufig unerwünschte Wirkungen über andere zentralnervöse Strukturen ausüben können.

10.3. Hemmer der Nahrungsassimilation

Im Gegensatz zu Appetitzüglern und Sättigungsverstärkern, die in die Regulation des Appetit- und Sättigungsverhaltens auf der Ebene des Zentralnervensystems eingreifen, wirken Inhibitoren der Nahrungsassimilation im Gastrointestinaltrakt. Als Nahrungssubstrate, für die eine Hemmung der Assimilation besonders sinnvoll erscheint, kommen vor allem Fette in Betracht, da diese mit 9 kcal/g die höchste Energiedichte aufweisen und darüber hinaus in unserer Ernährung in durchschnittlich viel zu großer Menge (> 40 %) aufgenommen werden (Empfehlungen der Deutschen

Gesellschaft für Ernährung für den Fettanteil: 30 %).

■ Orlistat

Orlistat (= Tetrahydrolipstatin) wurde im Herbst 1998 für die Adipositasbehandlung in Deutschland zugelassen. Es ist ein synthetisches Derivat des Lipstatins, einem natürlich vorkommenden Lipase-Inhibitor aus *Streptomyces toxytricini* (11). Orlistat bindet irreversibel an die Pankreaslipase im molaren Verhältnis 1:1 und hemmt auf diese Weise die Aufschlüsselung der mit der Nahrung zugeführten Triglyzeride. Die Aktivitäten von α-Amylase, Trypsin oder Chymotrypsin werden durch Orlistat nicht inhibiert (11). Orlistat wird aus dem Gastrointestinaltrakt praktisch nicht resorbiert (< 1 %) (28). Der Wirkungseintritt ist zwei Tage nach Beginn der Medikation zu erwarten.

In multizentrisch angelegten klinischen Studien führte Orlistat in einer Dosierung von 3 x 120 mg pro Tag zu einer signifikant größeren Gewichtsreduktion im Vergleich zu einer entsprechenden Placebogruppe. Die Phase des Gewichtsverlustes dauert ungefähr 6 Monate. Anschließend waren die mit Orlistat therapierten Patienten in der Lage, dieses Gewicht über einen weiteren Zeitraum von ein bis zwei Jahren aufrechtzuerhalten, während die Patienten in der Placebogruppe einen deutlichen Trend zum Wiederanstieg des Körpergewichtes zeigten (13, 26).

Die Nebenwirkungen von Orlistat sind Folge der pharmakologisch induzierten Steatorrhoe (29) und bestehen unter anderem in vermehrtem Stuhldrang, öligen Absonderungen und Steatorrhoe. Je besser die als Begleittherapie obligate Umstellung der Ernährungsgewohnheiten in Richtung auf eine fettnormalisierte und kohlenhydratliberale Kostform gelingt, umso geringer ausgeprägt sind die zu erwartenden gastrointestinalen Nebenwirkungen. Umgekehrt reagieren die mit Orlistat behandelten Patienten in verstärktem Maße mit einer Steatorrhoe, sobald sie die empfohlene Fettzufuhr von 60-80 g in der täglichen Ernährung überschreiten. Inwieweit sich dieser Effekt im Praxisalltag als "Compliance-Verstärker" bewähren wird, bleibt abzuwarten.

Im Zusammenhang mit der reduzierten Fettaufnahme verdient die Resorption fettlöslicher Vitamine natürlich besondere Beachtung. Zwar fallen die Plasmaspiegel von β-Carotin und Vitamin D während einer Orlistat-Therapie unter die Ausgangswerte vor Therapie ab, sie bleiben aber stets innerhalb des Normbereiches, so daß eine Substitution nicht notwendig erscheint. Unter Umständen könnte man jedoch bei Patienten, die sich nur sehr wenig der Sonnenbestrahlung aussetzen, eine Vitamin D-Substitution erwägen.

10.4. Langzeitergebnisse der medikamentösen Adipositastherapie

Für eine erfolgreiche Adipositastherapie ist weniger das Ausmaß einer kurzfristigen Gewichtsreduktion ausschlaggebend, als vielmehr die langfristige Stabilisierung des reduzierten Körpergewichtes. Aus diesem Grund muß natürlich auch die Wirkung von Medikamenten anhand dieses Kriteriums der langfristigen Gewichtsreduktion bewertet werden. Tabelle 10.1 faßt die Daten verschiedener Langzeitstudien zur Wirkung der aktuell zugelassenen Medikamente Orlistat (Xenical®) und Sibutramin (Reductil®) sowie zum Vergleich die Daten des kürzlich vom Markt genommenen Dexfenfluramins (Isomeride®) zusammen.

Danach sind bei allen untersuchten Medikamenten die 1-Jahres-Ergebnisse besser als diejenigen der jeweiligen Placebo-Kontrollgruppen, wobei der maximale Gewichtsverlust in einer Größenordnung von etwa 10 % (= 10 kg) liegt. Insbesondere die Stabilisierung des reduzierten Körpergewichtes scheint mit Hilfe der Medikamente besser zu gelingen (☞ Tab. 10.1). Dafür sprechen auch die vorliegenden 2-Jahres-Studien (13a, 26).

10.5. Schlußbemerkung

Für die Adipositastherapie ist heutzutage eine Modifikation des Eßverhaltens als wichtigste Maßnahme uneingeschränkt akzeptiert. Allerdings gilt es zu berücksichtigen, daß die Regulationssysteme der Nahrungsaufnahme in den Jahrmillionen der Evolution darauf ausgerichtet waren, bei vorhandenem Nahrungsangebot möglichst viel überschüssige Energie in Depots zu speichern, damit in Zeiten, in denen der aktuelle Energiebedarf aufgrund fehlender oder unzureichender Energiezufuhr nicht gedeckt werden konnte, Energievorräte vorhanden waren. Die Möglichkeit, durch eine "temporäre Adipositas" Energiereserven bilden zu können, stellte für den Menschen unter den Le-

Lancet 1998; 352: 167-172	Studienteilnehmer	Ausgangsgewicht	Gewichtsänderung	
			nach 1 Jahr	nach 2 Jahren
Orlistat (3 x 120 mg)	N = 343	99,1 kg	- 10,2 %	- 7,8 %
Placebo	N = 340	99,8 kg	- 6,1 %	- 4,2 %

Am. J. Med. 1999; 106: 179-184	Studienteilnehmer	Ausgangsgewicht		Gewichtsänderung*
		vor VLCD	nach VLCD*	nach 1 Jahr
Sibutramin (1 x 10 mg)	N = 82	103,4 kg	95,7 kg	- 5,4 %*
Placebo	N = 78	105,1 kg	97,7 kg	+ 0,5 %*

Lancet 1989; II: 1142-1145	Studienteilnehmer	Ausgangsgewicht	Gewichtsänderung**
			nach 1 Jahr
Dexfenfluramin (2 x 15 mg)	N = 295	96,8 kg	- 10,9 %**
Placebo	N = 268	97,8 kg	- 7,4 %**

Tab. 10.1: Langzeitergebnisse der medikamentösen Adipositastherapie: Reduktion des Körpergewichtes bei übergewichtigen Probanden unter Langzeittherapie mit Orlistat (Xenical®), Sibutramin (Reductil®) oder Dexfenfluramin (Isomeride®) über 1 oder 2 Jahre.
*Die Gewichtsänderung ist bezogen auf das Körpergewicht nach einer 4-wöchigen Therapie mit einer Very-low-calorie Diet (VLCD) [= Beginn der Randomisierung].
**Isomeride® wurde im Herbst 1997 weltweit vom Arzneimittelmarkt zurückgezogen und ist zur Zeit nicht im Handel

bensbedingungen früherer Zeiten stets einen Überlebensvorteil dar. Diese ursprünglich lebenserhaltenden Regulationsmechanismen erweisen sich jedoch in der heutigen Zeit zunehmend als lebensverkürzend, da sich die von der Natur als temporär konzipierte Adipositas durch das in den industrialisierten Ländern allgegenwärtige Nahrungsangebot als permanente Adipositas manifestiert.

Aufgrund dieses anlagebedingt stark ausgeprägten Antriebs zur Nahrungsaufnahme scheint es daher nicht verwunderlich, daß eine dauerhafte Umstellung des individuellen Eß- und Ernährungsverhaltens in aller Regel nur unter größten Anstrengungen zu erreichen ist und somit häufig erfolglos bleibt. Eine medikamentöse Unterstützung der zweifellos erforderlichen Modifikation des Eßverhaltens könnte daher langfristig sehr hilfreich sein. Entwicklungen im medikamentösen Bereich müssen jedoch den Grundsätzen der Langzeittherapie und Langzeitprävention in jeder Hinsicht gerecht werden, um sinnvoll in der Adipositasbehandlung eingesetzt werden zu können. Medikamente, die aufgrund ihres Nebenwirkungsprofils nur einen kurzfristigen Einsatz erlauben, sind für die Adipositastherapie ungeeignet und werden sicherlich keinen wesentlichen Stellenwert erlangen.

Vor diesem Hintergrund scheint aufgrund der bisher verfügbaren Daten die Verbesserung der Langzeiteffekte in der Adipositastherapie durch neue Substanzen, die wenig systemische Nebenwirkungen aufweisen, erforderlich zu sein. In Anbetracht der betragsmäßig relativ geringen Effekte aller bisher untersuchten Medikamente ist jedoch der Traum vom Wunder in der Adipositastherapie längst noch nicht Wirklichkeit geworden.

Literatur

1. Abenhaim, L., Moride, Y., Brenot, F., Rich, S., Benichou, J., Kurz, X., Higenbottam, T., Oakley, C., Wouters, E., Aubier, M., Simonneau, G., Begaud, B.: Appetite-suppressant drugs and the risk of primary pulmonary hypertension. N. Engl. J. Med. 1996; 335: 609-616.

2. Altschuler, S., Conte, A., Sebok, M., Marlin, R., Winick, C.: Three controlled trials of weight loss with phenylpropanolamine. Int. J. Obesity 1982; 6: 549-556.

3. Apfelbaum, M., Vague, P., Ziegler, O., Hanotin, C., Thomas, F., Leutenegger, E.: Long-term maintenance of weight loss after a very-low-calorie diet: a randomized blinded trial of the efficacy and tolerability of sibutramine. Am. J. Med. 1999; 106: 179-184.

4. Bradley, M.J., Blum, N.J., Scheib, R.K.: Mazindol in obesity with known cardiac disease. J. Int. Med. Res. 1974; 2: 347-354.

5. Cannistra, L.B., Davis, S.M., Bauman, A.G.: Valvular heart disease associated with dexfenfluramine. N. Engl. J. Med. 1997; 337: 636.

6. Connolly, H.M., Crary, J.L., McGoon, M.D., Hensrud, D.D., Edwards, B.S., Edwards, W.D., Schaff, H.V.: Valvular heart disease associated with fenfluramine-phentermine. N. Engl. J. Med. 1997; 337: 581-588.

7. Daly, P.A., Solomon, C.G., Manson, J.E.: Risk modification in the obese patient. In: Manson, J.E., Ridker, P.M., Gaziano, J.M., Henneckens, C.H. (Hrsg.). Prevention of myocardial infarction. New York: Oxford University Press, 1996, S. 203-240.

8. Douglas, A., Douglas, J.G., Robertson, C.E., Munro, J.F.: Plasma phentermine levels, weight loss and side effects. Int. J. Obesity 1983; 7 (Suppl. 6): 591-595.

9. Graham, D.J., Green, L.: Further cases of valvular heart disease associated with fenfluramine-phentermine. N. Engl. J. Med. 1997; 337: 635.

10. Grapin, B., Cohen, A.: Drug therapy in simple obesity: controlled trial of mazindol. Intern. Med. Dig. 1974; 9: 15-21.

11. Guerciolini, R.: Mode of action of orlistat. Int. J. Obesity 1997; 21 (Suppl. 3): 12-23.

12. Guy-Grand, B., Apfelbaum, M., Crepaldi, G., Gries, A., Lefebvre, P.: International trial of long-term dexfenfluramine in obesity. Lancet 1989; II: 1142-1145.

13. James, W.P.T., Avenell, A., Broom, J., Whitehead, J.: A one-year trial to assess the value of orlistat in the management of obesity. Int. J. Obesity 1997; 21 (Suppl. 3): 24-30.

13a. James WPT, Astrup A, Finer N, et al. for the STORM Study Group: Effect of sibutramine on weight maintenance after weight loss: a randomised trial. Lancet. 2000; 356:2119-25.

14. Jones, S.P., Newman, B.M., Romanec, F.M.: Sibutramine hydrochloride: weight loss in overweight subjects. Int. J. Obesity 1994; 18 (Suppl. 2): 61.

15. Jones, S.P., Smith, I.G., Kelly, F., Gray, J.A.: Long-term weight loss with sibutramine. Int. J. Obesity 1995; 19 (Suppl. 2): 41.

16. Kelly, F., Wade, A.G., Jones, S.P., Johnson, S.G.: Sibutramine hydrochloride vs. dexfenfluramine: weight loss in obese subjects. Int. J. Obesity 1994; 18 (Suppl. 2); 61.

17. Mark E.J., Patalas, E.D., Chang, H.T., Evans, R.J., Kessler, S.C.: Brief report: Fatal pulmonary hypertension associated with short-term use of fenfluramine and phentermine. N. Engl. J. Med. 1997; 337: 602-605.

18. McGinnis, J.M., Foege, W.H.: Actual causes of death in the United States. JAMA 1993; 270: 2207-2212.

19. McKay, R.H.G.: Long-term use of diethylpropion in obesity. Curr. Med. Res. 1973; 1: 489-493.

20. McMurray, J., Bloomfield, P., Miller, H.C.: Irreversible pulmonary hypertension after treatment with fenfluramine. Br. Med. J. 1986; 292: 239-240.

21. Pinder, R.M., Brogden, R.N., Sawyer, P.R., Speight, T.M., Avery, G.S.: Fenfluramine: a review of its pharmacological properties and therapeutic efficacy in obesity and diabetes mellitus. Drugs 1975; 10: 241-323.

22. Schick, R.R., Schusdziarra, V., Yaksh, T.L., Go, V.L.W.: Brain regions where cholecystokinin exerts its effect on satiety. Ann. N. Y. Acad. Sci. 1994; 713: 242-254.

23. Schick, R.R., Schusdziarra, V.: Regulation of food intake. In: Ditschuneit, H., Gries, F.A., Hauner, H., Schusdziarra, V., Wechsler J.G. (Hrsg.): Obesity in Europe 1993, John Libbey, London, 1994, S. 335-348.

24. Silverstone, T.: The place of appetite-suppressant drugs in the treatment of obesity. In: Stunkard, A.J., Wadden, T.A. (Hrsg.): Obesity: Theory and therapy (2nd ed.), Raven Press, 1993, S. 275-285.

25. Silverstone, T.: The anorectic effect of a long-acting preparation of phentermine (Duromine). Psychopharmacologia 1972; 25: 315-320.

26. Sjöström, L., Rissanen, A., Andersen, T., Boldrin, M., Golay, A., Koppeschaar, H.P.F., Krempf, M.: Randomised placebo-controlled trial of orlistat for weight loss and prevention of weight regain in obese patients. Lancet 1998; 352: 167-172.

27. Weintraub, M., Rubio, A., Golik, A., Byrne, L. Scheinbaum, M.L.: Sibutramine in weight control: a dose-ranging, efficacy study. Clin. Pharmacol. Ther. 1991; 50: 330-337.

28. Zhi, J., Melia, A.T., Eggers, H., Joly, R., Patel, I.H.: Review of limited systemic absorption of orlistat, a lipase inhibitor, in healthy human volunteers. J. Clin. Pharmacol. 1995; 35: 1103-1108.

29. Zhi, J., Melia, A.T., Guerciolini, R., Chung, J., Kinberg, J., Hauptman, J.B., Patel, I.H.: Retrospective population-based analysis of the dose-response (fecal fat excretion) relationship of orlistat in normal and obese volunteers. Clin. Pharmacol. Ther. 1994; 56: 82-85.

Therapie bei Kindern - Das besondere Problem

11. Therapie bei Kindern - Das besondere Problem

11.1. Einleitung

Übergewicht und Adipositas waren in der gesamten Menschheitsgeschichte noch nie ein derart allgemeines und auch bei Kindern und Jugendlichen drängendes Gesundheitsproblem, wie es sich derzeit darstellt. In den letzten Jahrzehnten haben Übergewichtigkeit und Adipositas bei Kindern und Jugendlichen ähnlich wie bei Erwachsenen nicht nur in den entwickelten Ländern epidemische Ausmaße erreicht (WHO). Ein beträchtlicher Teil der gesamten Morbidität und Mortalität geht zu Lasten von Übergewicht und Adipositas. Adipositas und die damit unmittelbar verbundenen Folgeerkrankungen stellen eine der führenden Ursachen von vermeidbaren Todesfällen und Erkrankungen dar (Braddon 1986, Burton 1985). Die rasante Zunahme der Häufigkeit von Adipositas und Übergewicht bei Kindern und Jugendlichen wird in den nächsten Jahrzehnten dieses Problem noch aggravieren, da viele übergewichtige Kinder auch übergewichtige Erwachsene werden, zusätzlich zu der relativ konstanten Zahl von Erwachsenen, die während des Erwachsenenalters übergewichtig werden. Die Langzeitkonsequenzen der wachsenden Zahl von übergewichtigen Kindern und Jugendlichen für das Gesundheitssystem sind derzeit noch kaum absehbar, aber werden als finanziell gravierend eingeschätzt. Angesichts dieser Trends, haben Behandlung und Prävention von kindlichem Übergewicht und Adipositas mehr Interesse und Wichtigkeit gewonnen. Während von sehr vielen Ärzten und Gesundheitsbetreuern in den früheren Jahren eine eher passive und zuwartende Haltung eingenommen wurde, besteht aufgrund dieser ernsten sozialmedizinischen Veränderungen in der jüngsten Vergangenheit massiver Handlungsbedarf.

> Aktives Verhalten im Sinne von primärer und sekundärer Prävention (Therapie im Kindesalter) muß von Ärzten und Gesundheitspolitikern eingenommen werden!

11.2. Ziele der Behandlung

Wichtigstes Ziel von primär und sekundär präventiven Maßnahmen ist es, kurz- und langfristige negative, gesundheitsschädliche Auswirkungen von Übergewicht und Adipositas zu verhindern. Prävention und Therapie, primäre und sekundäre Prävention, differieren nicht wesentlich in ihren Zielsetzungen und in ihren Grundsätzen, dennoch unterscheiden sie sich hinsichtlich des Zeitpunktes der Intervention und der Personen, an die sie gerichtet sind. Beide Maßnahmen, Prävention und Therapie, zielen darauf hin, permanente Veränderungen in der Energiezufuhr und im Energieverbrauch zu erreichen und verlassen sich dabei auf Lebensstilstrategien. Die irrige Ansicht, daß Prävention ein leichteres Unterfangen sei als Behandlung, wird korrigiert werden müssen. Beide Ansätze sind sich hinsichtlich ihrer Zugangsweisen aber auch hinsichtlich ihrer Probleme, die bei der Umsetzung auftreten sehr ähnlich (Zwiauer, 1998).

Ziel der Therapie Adipositas im Kindes- und Jugendalter ist daher eine Lebensstilmodifikation die in weiterer Folge zur Reduktion - oder Stabilisierung - des Körpergewichtes und des Anteils an Körperfett mit einer adäquaten Ernährung führt. Dabei müssen natürlich altersgerechtes Wachstum und normale Entwicklung gewährleistet sein. Idealerweise werden durch derartige Interventionen die physiologischen und psychologisch nachteiligen Effekte der Übergewichtigkeit und der Adipositas positiv verändert, so daß die gesundheitlich nachteiligen Folgen des Übergewichtes vermieden bzw. revidiert werden. Die Lebensstilmodifikation erfolgt durch eine Modifikation des Eßverhaltens und der körperlichen Aktivität der Personen. Die Etablierung von neuem, gesünderem Verhalten und eines Lebensstiles, der zu einer Normalisierung oder Reduktion des Körpergewichtes führt, ist notwendig, um diese neuen Verhaltensweisen durch das Jugendalter ins Erwachsenenalter zu etablieren. Die Verhaltensänderungen benötigen jedoch einen beträchtlichen Zeitaufwand, um etabliert und gefestigt zu werden, brauchen wiederholte Bestätigung und ein positives Feedback. Aufgrund der Tatsache, daß es sich dabei um Veränderungen von Lebensgewohnheiten handelt, sind beträchtliche Anstrengungen notwendig, um eine permanente Änderung von gewohnten, Verhaltensweisen zu erzielen. Andererseits werden durch diese Lebensstilveränderungen

Pathomechanismen, die dem Problem des Übergewichts und der Adipositas zu Grunde liegen, nicht verändert. Das hat zur Folge, daß diese Verhaltensänderungen auch lebenslang weitergeführt werden müssen. Auf Grund der Erkenntnisse der letzten Jahrzehnte ist davon auszugehen, daß es eine Reihe von Individuen gibt, die, bedingt durch ihre genetische Ausstattung leichter übergewichtig werden, als andere, die aufgrund genetischer Eigenheiten dazu tendieren normalgewichtig zu bleiben. Dies wäre auch eine gute Erklärung, warum es bis dato nur sehr schlechte Langzeiterfolge in der Behandlung von Übergewichtigen gibt. Es ist offensichtlich notwendig, dauerhafte Verhaltensänderungen des Essverhaltens und der körperlichen Aktivität zu erreichen, um ihrer genetischen Disposition entgegenzuwirken. Deshalb erscheinen auch verhaltenstherapeutische Maßnahmen bei Kindern und Jugendlichen der bisher erfolgreichste Weg zu sein, Übergewicht längerfristig positiv zu beeinflussen. Alle diese Maßnahmen zielen daraufhin ab, die Energiezufuhr in Form von Kalorien zu vermindern und den Energieverbrauch durch einen aktiven Lebensstil mit körperlicher Bewegung zu erhöhen (☞ Tab. 11.1).

Lebensstilmodifikation
Ernährung
• Modifikation der Nährstoffrelation: Erhöhung der Zufuhr komplexer Kohlenhydrate, Fettreduktion
• Eßverhalten: Essen in der Familie, Zwischenmahlzeiten vermeiden
Aktivität
• Steigerung der körperlichen Aktivität im Alltag
• Vermeidung von langen inaktiven Phasen (Video, TV, Computerspiele, Lesen u.a.)
• Regelmäßige sportliche Aktivitäten (Ausdauertraining z.B. Schwimmen, Radfahren, Wandern)

Tab. 11.1: Ziel der Therapie der Adipositas im Kindes- und Jugendalter.

Der verhaltenstherapeutische Ansatz entstammt der Lerntheorie der 70er Jahre und basiert auf der Vermutung, daß sowohl Nahrungszufuhr als auch Aktivitätsverhalten das Körpergewicht beeinflussen. Durch die Änderung des Ernährungsverhaltens und der körperlichen Aktivität sollte es möglich sein, auch eine entsprechende Gewichtsveränderungen oder -konstanz zu erreichen. Da Nahrungsaufnahme und körperliche Aktivitätsmuster gelernte Verhaltensweisen sind, können sie auch modifiziert und geändert werden. Um diese Verhaltensänderungen zu erzielen, ist es notwendig, die Umwelt zu verändern, die ursprünglich diese Verhaltensmuster bestimmt und geprägt hat. Der genetische Hintergrund, der zur Entwicklung von Übergewichtigkeit einen beträchtlichen Einfluß ausgeübt hat, wird aber nicht verändert. Lediglich das Umfeld, das zur Entwicklung von Adipositas geführt hat, kann beeinflußt werden. Dennoch haben die vergangenen Jahrhunderte gelehrt, daß es durch Umweltveränderungen möglich ist, auch bei genetisch prädisponierten Personen die Entwicklung von Übergewicht und Adipositas zu verhindern. Unregelmäßige Nahrungszufuhr und schwere körperliche Arbeit im Alltag haben Jahrzehnte und Jahrhunderte lang die Entwicklung von Übergewicht bei großen Teilen der Bevölkerung in Grenzen gehalten. Erst die sozialen Veränderungen der letzten Jahrzehnte hat die Umwelt fast aller Bevölkerungsschichten in eine Richtung verändert, die die Entwicklung von Übergewicht und Adipositas schon im Kindes- und Jugendalter beträchtlich erleichtert und fördert.

Familie und familiäre Aspekte haben bei diesen Überlegungen von Verhaltensänderungen einen ganz wesentlichen Einfluß:

> Ernährungsverhalten und auch körperliche Aktivitätsmuster werden in und von den Familien geprägt.

Bei den meisten Interventionen und therapeutischen Maßnahmen sind daher familiäre Faktoren wichtige und für die Therapie zu berücksichtigende Momente, die bei erfolgreichen Therapieregimen nicht außer Acht gelassen werden.

Während die genannten Grundprinzipien der verhaltenstherapeutischen Maßnahmen für fast alle Individuen (Kinder, Jugendliche und Erwachsene) gültig sind, müssen darüberhinaus einige spezielle Faktoren mitberücksichtigt werden, wenn es darum geht Kinder und Jugendliche zu behandeln: z.B. Alter des Patienten, Ausmaß des Übergewichtes, Risikofaktoren, Übergewicht in der Familie sowie psychosoziale Aspekte. Diese Faktoren können

Therapieerfolge entscheidend beeinträchtigen und erklären zumindest einen Teil der sehr unterschiedlichen Ergebnisse von Behandlungsregimen. Diese individuellen pädiatrischen Faktoren müssen beginnend bei der Planung und bei der Durchführung, ganz besonders aber auch in der Langzeitbetreuung bedacht werden, da sie Behandlungsergebnisse sehr ungünstig beeinflussen können.

11.3. Verhaltenstherapie

Das Grundprinzip der Verhaltenstherapie in der Behandlung von Übergewicht ist der Zusammenhang zwischen Essen und Nahrungsaufnahme einerseits und Umweltfaktoren, z.B. Nahrungsstimuli, soziale Aktivitäten und Stimmungslagen andererseits (Brownell 1986). Der erste Schritt in der Verhaltensmodifikation ist somit die exakte **Selbstbeobachtung und Selbsterkenntnis** der individuellen Lebens- und Verhaltensweisen in Bezug auf Ernährungsverhalten und körperliche Aktivitäten. Genaue Beobachtung, Aufzeichnung und wertfreies Beurteilen des Ist-Verhaltens erlauben es sowohl dem Betroffenen aber auch dem Therapeuten individualtypische Verhaltensmuster zu erkennen, die potentiell mit einer Verhaltenstherapie geändert werden können. Die Tatsache, daß dieser erste Punkt der Selbstbeobachtung und der Selbsterkenntnis ein beträchtliches Maß an intellektuellen und rationalen Verhaltensweisen voraussetzt, begrenzt diese Therapie auf Personen, die ihr eigenes Verhalten einigermaßen objektiv analysieren und aus den Ergebnissen entsprechende Konsequenzen ziehen können. Vorschulkinder und junge Schulkinder sind oft nicht in der Lage, diese Grundvoraussetzung für eine Verhaltenstherapie aufzubringen. Für sie stellt ein verhaltenstherapeutischer Ansatz auf Basis interner Stimuluskontrolle einen nicht optimalen Zugang dar. Selbstkontrolle und Selbstbeobachtung werden als die wesentlichsten Grundvoraussetzungen für die Etablierung eines erfolgreichen Verhaltenstherapieprogrammes gehalten und sind gleichzeitig auch ein guter Prädiktor für Langzeiterfolge (Waddon 1992, Guare 1989).

Der nächste Schritt in der Verhaltensänderung ist das Setzen eines konkreten **Zieles**. Dabei ist es sehr oft notwendig, Zwischenetappen und Zwischenziele ins Auge zu fassen bzw. den Patienten realistisch zumutbare Etappenziele vorzugeben um ihn nicht permanent zu überfordern mit der Unmöglichkeit ein langfristiges Ziel zu erreichen zu demotivieren. Der Aspekt der Überforderung ist eng korreliert mit der Tatsache, daß es zu Frustrationen wegen unrealistischer, unerreichbarer Ziele kommt, die in weiterer Folge den Therapieerfolg sehr oft ernsthaft in Frage stellen. Die gesetzten Ziele müssen daher realistisch, überschaubar und erreichbar sein, innerhalb eines Zeitrahmens liegen, der auch für Kinder und Jugendliche leicht verständlich ist und andererseits nicht Frustration hervorruft, weil er in zu weiter Ferne erscheint.

> Das Ziel hinsichtlich des Gewichtsverlustes bei Kindern und Jugendlichen sollte nicht primär im Vordergrund stehen, wenngleich ein solches aber individuell vorzugeben und zu setzen ist. Ein durchaus realistischer Bereich einer Gewichtsabnahme bei Kindern und Jugendlichen liegt bei ca. 0,5 kg pro Woche. Insbesondere in der ersten Phase ist dieses Ziel praktisch immer zu erreichen. In weiterer Folge kann es aber durchaus ein Ziel sein, weniger Gewicht abzunehmen bzw. ein erreichtes Gewicht zu halten.

Kurzfristige Ziele sind umso wichtiger, je jünger die Kindern sind, mit denen gearbeitet wird. Sie sind deshalb so wichtig, weil Überschaubarkeit und Erreichbarkeit motivierend sind und längere Zeiträume von Kinder schlechter überblickt und abgeschätzt werden können, daher rasch frustrierend wirken (☞ Abb. 11.1).

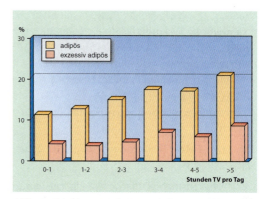

Abb. 11.1: Adipositas bei Jugendlichen im Alter zwischen 12 und 17 Jahren und durchschnittlicher Fernsehkonsum im Alter zwischen 6 und 12 Jahren (Dietz, 1985).

11.3. Verhaltenstherapie

Ein weiterer Grundzug von Verhaltenstherapieprogrammen ist die **Stimuluskontrolle**. Veränderungen in der Umwelt von Kindern und Jugendlichen sollen Änderungen ihres Eßverhaltens und ihrer körperlichen Aktivitäten verursachen. Lebensstilveränderungen zielen generell auf eine Verminderung der Kalorienzufuhr und auf die Erhöhung des Energieverbrauches durch körperliche Aktivität und aktiven Lebensstil hin. Die Einführung und Etablierung eines neuen Verhaltens muß daher schrittweise erfolgen und sorgfältig geplant werden. Auch hier können schnell Überforderung und Frustration die Folge sein, wenn zu viele Veränderungen des Lebensstiles in zu kurzer Zeit gefordert werden. Ein schrittweises und behutsames, langsames Vorgehen ist daher ein wesentlicher Erfolgsgarant für die langfristige Etablierung eines neuen Verhaltens. Diese schrittweise vorsichtige Umstellung von Verhaltensformen wird sowohl das Nahrungsverhalten als auch das Eßverhalten betreffen. Fixe Äußerlichkeiten wie z.B. das ausschließliche Essen nur an einem festgelegten Esstisch, der gedeckt wird, entsprechend dekoriert wird, können mithelfen, nur zu bestimmten Zeiten und an einem bestimmten Ort zu essen und damit die Nahrungsaufnahme von anderen Aktivitäten, wie z.B. Fernsehen, Video, Lesen oder Ähnlichem, zu trennen. Gleichzeitig hilft derartiges Verhalten z.B. Zwischenmahlzeiten zu vermeiden oder das Essen aus bestimmten Stimmungslagen heraus, zu vermeiden. Stopzeichen auf Kühlschränken und Orten, wo Nahrung und Essen gelagert wird, können erinnern, das neue gelernte Verhalten einzuhalten.

Das Besprechen von Risikosituationen, die typischerweise zu Essen und zu Nahrungsaufnahme führen, werden in den Behandlungssitzungen mit den teilnehmenden Kindern und Jugendlichen harmonisiert und besprochen. Eventuell werden Situationen erarbeitet, die typischerweise zum Essen führen und damit im Sinne einer **prospektiven Stimuluskontrolle** geändert werden müssen. Während der Trainingssitzungen können individuelle Erfahrungen ausgetauscht und Strategien erarbeitet werden, die den Kindern und Jugendlichen helfen können, über derartige Risikosituationen hinwegzukommen. Die Bewältigung derartiger Risikosituationen, die Erarbeitung von Strategien zur Problemlösung, sind wichtige Faktoren für den Langzeiterfolg. Gemeinsam mit der Vorbeugung von Rückfällen in alte Verhaltensweisen, machen diese beiden Komponenten einen wesentlichen Bestandteil aus, damit ein Verhaltenstherapieprogramm bei Kindern und Jugendlichen erfolgreich ist. Es ist generell akzeptiert, daß es immer wieder zu Rückfällen in alte Verhaltensweisen kommen kann, diese auch ein normaler Teil eines Gewichtsverlaufsprogramms sind, nichtsdestotrotz die Vorbeugung von Rückfällen und das Management dieser einen essentiellen Bestandteil in der erfolgreichen Langzeitstrategie darstellen müssen. Kindern wird daher beigebracht, derartige Situationen zu antizipieren und Strategien zu erarbeiten, damit sie mit diesen Situationen fertig werden können. Ein wesentliches Ziel ist es, permanente Rückfälle in alte Verhaltensweisen zu vermeiden und auch nach einem Rückfall wiederum neu mit dem geänderten Ernährungsverhalten zu beginnen.

Wichtigstes Ziel von Bestätigungsstrategien ist es, Frustrationen zu kompensieren, die durch die Verhaltensänderungen und den neuen Lebensstil entstanden sind. Für Kinder und Jugendliche ist es wichtig, positiv motiviert und belohnt zu werden für ihre Anstrengungen und ihre erreichten Verhaltensmodifikationen und Ernährungsänderungen. Daher ist ein strukturiertes **Belohnungssystem** ein ganz wesentlicher Motivationsfaktor und sollten in Verhaltenstherapieprogrammen bei Kindern nicht fehlen (Zwiauer 1989). Die Belohnungen müssen wiederum, ähnlich wie bei anderen Zielen, innerhalb eines gewissen Zeitraumes erreichbar, leicht verständlich sein und die Kinder und Jugendliche wirklich motivieren. In unseren Verhaltenstherapieprogrammen können die Kinder und Jugendlichen Punkte für positive Verhaltensweisen (Ernährung und körperliche Aktivität betreffend) sammeln und nach Erreichen einer gewissen Punkteanzahl wird eine zuvor vereinbarte Belohnung überreicht (☞ Tab. 11.2).

Verhaltenstherapie
• Selbstbeobachtung des gegenwärtigen Verhaltens (Ernährung, Aktivität)
• Festlegen der Ziele - Motivationstraining
• Schrittweises Einführen der Verhaltensänderungen
• Prospektive Stimuluskontrolle
• Bewältigungsstrategien für Risikosituationen
• Belohnungssystem zur positiven Verstärkung geänderten Verhaltens - Frustrationskompensation

Tab. 11.2: Ziel der Therapie der Adipositas im Kindes- und Jugendalter.

> Jegliche diätetische Intervention muß auf eine langfristige Veränderung des Ernährungsverhalten abzielen.

Diätetische Interventionen sollen zu einer Verminderung bzw. Stabilisierung der Energiezufuhr durch Reduktion der Fettzufuhr führen, zielen also auch auf eine Modifikation der Nährstoffzusammensetzung ab. Der Weg, dieses Ziel zu erreichen besteht in einer Verbesserung der Ernährungsgewohnheiten: vermeiden von Zwischenmahlzeiten von unkontrollierter Kalorienaufnahme, Reduktion von energiedichten Nahrungsmitteln u.a.. Praktisch alle Verhaltenstherapieprogramme inkludieren diese Ernährungsaspekte, z.B. durch Aufzeichnung von Nahrungsprotokollen, die nicht nur Kalorien- und Nährstoffrelationen aufzeigen, sondern auch die Situationen, bei denen die Mahlzeiten eingenommen werden. Zusätzlich enthalten die meisten verhaltenstherapeutischen Programme für Kinder und Jugendliche auch die Vermittlung des Grundwissens über diätetische Zusammenhänge, Grundzüge über eine optimale Nährstoffzusammensetzung und praktische Hinweise, wie diese Veränderungen und Prinzipien erreicht werden können. Besonderer Wert wird auf Erhöhung der Zufuhr der komplexen Kohlenhydrate gelegt sowie auf die Zufuhr von Ballaststoffen. Abhängig vom Ausmaß des Übergewichtes können unterschiedliche Formen der diätetischen Interventionen notwendig sein: beginnend mit kleinen Verhaltensänderungen (z.B. der Vermeidung von hochkalorischen süßen Getränken und energiereichen Nahrungsmitteln, wie z.B. fetter Wurst, typischen traditionellen fettreichen Mahlzeiten bis hin zu einer drastischen Reduktion der Kalorienaufnahme).

Das Alter des Patienten ist ebenfalls ein wichtiger Faktor der bei der Therapieplanung mitberücksichtigt werden muß:

> Generell kann man sagen, daß bei Kleinkindern und jungen Schulkindern eine drastische Kalorienreduktion nicht sehr oft notwendig ist, da Übergewicht im jungen Alter zumeist nicht so extrem ist, daß massive Gewichtsabnahmen notwendig sind.

Eine moderate Ernährungseinschränkung und Kalorienreduktion können sehr oft ausreichen, um das Gewicht über einen längeren Zeitraum konstant zu halten und damit kann erreicht werden, daß der Patient in sein Gewicht "hineinwächst", das Übergewicht reduziert und sein Körpergewicht normalisiert. Eine wesentliche Gefahr dieses Verhaltens liegt darin, daß eine effiziente Therapie u.U. hinausgeschoben wird und therapeutische Maßnahmen verzögert werden. Insgesamt muß immer die gesamte soziale Situation der Familie und die individuelle Situation der Person, die behandelt werden soll, mit in die Therapieplanung gezogen werden, um ein optimales Vorgehen für das einzelne Individuum innerhalb seines Familien- und Gesellschaftsverbandes zu erreichen. Bei mäßiggradig übergewichtigen Kindern und Jugendlichen wird eine Kalorienreduktion um 30 % bis maximal 40 % des Kalorienbedarfes empfohlen und führt zu einer ausreichenden Gewichtsreduktion. Die Energiezufuhr muß natürlich verschiedenen Umständen, wie z.B. schwerer körperlicher Aktivität oder anderen speziellen Situationen (Wachstumsschub) angepaßt werden. Generell wird eine gemischte hypokalorische bilanzierte Ernährung, bei der ca. 25 % bis 30 % der Gesamtkalorien durch Fett, 50 % bis 55 % durch komplexe Kohlenhydrate und 15 % bis 20 % durch Protein abgedeckt werden, empfohlen. Es gibt allerdings sehr wenige Untersuchungen hinsichtlich des Einflusses unterschiedlicher Nährstoffzusammensetzungen. Auch finden sich kaum Untersuchungen zum Einfluß unterschiedlicher Mengen an Ballaststoffen oder Fett und deren Auswirkungen auf den Behandlungserfolg. Üblicherweise wird eine fixe Anzahl von Mahlzeiten empfohlen (z.B. 5 Mahlzeiten), um Zwischenmahlzeiten und Naschen zu vermeiden. Besonderer Wert soll auf eine ausreichende Flüssigkeitszufuhr gelegt werden: eine Zufuhr von etwa zwischen 1,5 bis 2 Liter pro Tag wird empfohlen um bei rascher Gewichtsreduktion die Serum-Harnsäurekonzentrationen nicht in pathologische Bereiche ansteigen zu lassen.

Mit derartigen Ernährungsregimen sind üblicherweise Gewichtsabnahmen von ca. 0,5 kg pro Woche zumindest in den ersten Monaten zu erreichen. Diese Gewichtsveränderungen stellen absolut adäquate Gewichtsabnahmen dar, wobei auch ein altersentsprechendes Längenwachstum gewährleistet wird und metabolische Abnormalitäten vermieden werden können, wenngleich vereinzelt nachteilige Effekte solcher Diäten beschrieben worden sind (Schmidinger 1987). Bei drastischeren Kalorieneinschränkungen sind zumindest temporäre Veränderungen in der Wachstumsgeschwindigkeit und in der fettfreien Körpermasse gefunden worden (Amador 1990).

Bei exzessiv übergewichtigen Kindern und Jugendlichen kann bei besonders strenger Indikationsstellung die Verwendung von extrem niederkalorischen Diäten (*very low calorie diets* - VLCD) oder proteinsparende modifizierte Fastendiäten (*protein sparing modified fast* - PSMF) erwogen werden. Diese Ernährungsregime sind insbesondere in der Behandlung von exzessiv übergewichtigen Jugendlichen eingesetzt worden. Dabei werden Energiemengen zwischen 600 und 900 Kalorien/die zugeführt. Diese Diäten enthalten etwa 1,5 g bis 2 g Eiweiß mit hoher biologischer Qualität pro Kilogramm Referenzgewicht pro Tag (Widhalm 1987, Zwiauer 1990). Solche Diätregime führen zu einem raschen massiven Gewichtsverlust, wobei innerhalb von ein bis zwei Wochen eine positive Stickstoffbilanz erreicht wird und die Mineralstoffverluste sowie der Abbau von fettfreier Körpermasse in Grenzen gehalten wird. VLCDs enthalten adäquate Mengen an Kohlenhydraten und anderen Nährstoffen, aber auch an Mineralstoffen, wie z.B. Kalium, Magnesium und Vitaminen, und werden generell als sichere Ernährungsinterventionen angesehen. Die Dauer dieser Diäten im Jugendalter ist jedoch limitiert auf 3 bis maximal 10 Wochen und es bedarf einer sehr strengen Indikationsstellung sowie einer exakten medizinischen Überwachung (Figueroa 1993, Widhalm 1987, Zwiauer 1987). Diese drastischen Ernährungsregime sind speziellen Indikationsstellungen vorbehalten wie z.B. dem Prader-Willi-Syndrom oder exzessivem therapieresistentem Übergewicht. VLCD´s stellen nur die Initialphase eines längerfristigen Gewichtsabnahmekonzeptes dar. Es ist wichtig zu betonen, daß die Langzeitergebnisse diese Diätformen ohne weiterführende Therapiemaßnahmen äußerst schlecht sind (Nanoff 1989). Bereits während der VLCD ist es daher notwendig, mit Verhaltenstherapieprogrammen das Ernährungsverhalten zu beeinflussen und damit eine erfolgreiche Langzeittherapie einzuleiten. Geschieht dies nicht, sind die Langzeiterfolge äußerst schlecht.

11.4. Potentielle Gefahren und negative Effekte von diätetischen Manipulationen

Die wichtigste nachteilige Auswirkung von diätetischen Interventionen bei Kindern und Jugendlichen ist die Beeinflussung des Längenwachstums. Kinder und Jugendliche sind gegenüber Wachstumsstörungen besonders sensibel, wenn in ihre Ernährungsgewohnheiten eingegriffen wird. Jegliche diätetische Intervention besonders solche, die die Zusammensetzung der Nährstoffe und der Energie betrifft, können in sensiblen Wachstumsphasen das Längenwachstum nachteilig beeinflussen (Amador 1990, Lifshitz 1989). Daher ist eine enge medizinische Überwachung der Wachstumsdaten bei Kindern und Jugendlichen, die sich längerfristigen Gewichtsabnahmen unterziehen, dringend anzuraten.

Bei Kindern und Jugendlichen, die sich längerdauernden substantiellen Gewichtsabnahmen unterziehen, sind auch EKG-Veränderungen beschrieben, die jedoch nur bei intraindividuellen Vergleichen gefunden werden können (Pidlich, 1998). Dennoch sind insbesondere die Veränderungen der Herzfrequenz und die Verkürzung des QT-Intervalls bei langfristigen Gewichtsreduktionen von klinischer Relevanz. Es sollte daher jegliche längerfristige Gewichtsabnahme bei übergewichtigen Kindern und Jugendlichen medizinisch überwacht werden.

11.5. Sport und körperliche Aktivität

Neben der Energierestriktion ist die zweite wesentliche Komponente, das Körpergewicht zu verändern, die Erhöhung des Energieverbrauches in Form der Steigerung von körperlicher Aktivität. Die günstigen Gesundheitseffekte von körperlicher Aktivität sind klar aufgezeigt worden und es gibt eine Reihe von Berichten, die die positiven Effekte von Sport und Training belegen (Bassey 1987, Veale Decovey 1987). Dennoch erscheint es wichtig, zwischen einer mäßigen Erhöhung der körperlichen Aktivität einerseits und extremen sportlichen Aktivitäten andererseits deutlich zu unterscheiden. Selbst mit leichter Aktivität ist es möglich, den Energieverbrauch zu verändern, wenn es gelingt, eine Erhöhung der körperlichen Aktivität über längere Zeiträume des Tages zu erreichen. Daher ist eine substantielle energetische Beeinflussung auch durch sehr geringe Änderungen des Lebensstils eine Möglichkeit, die bei der Behandlung von Übergewicht und Adipositas genutzt werden sollte. Untersuchungen der letzten Jahre haben auch gezeigt, daß insbesondere körperliche Inaktivität ein wesentlicher auslösender Faktor für die Entstehung und Persistenz von Übergewicht im Kindes- und Jugendalter darstellen ((Klesges 1993, Gortmaker 1996, Dietz 1995, Ortega 1996). Daher erscheint es durchaus sinnvoll, auch minimale Änderungen im körperlichen Aktivitätszustand zu nutzen, um den Energieverbrauch über den gesamten Tag gesehen, günstig zu beeinflussen. Therapeutische Bewegungsprogramme zielen darauf ab, über den gesamten Tagesverlauf die körperliche Aktivität, damit den Energieverbrauch zu erhöhen und eine negative Energiebilanz zu erreichen. Sehr viele multidisziplinäre Behandlungsprogramme für Übergewichtige vereinen Ernährungsmodifikationen mit Bewegungsprogrammen, um den Gewichtsverlust zu beschleunigen und um eine Gewichtsstabilisierung zu erreichen (Zwiauer, 1998, Korsten-Reck, 1990 und 1993; Reybrouk, 1990; Schoberberger, 1996). Viele Verhaltenstherapieprogramme beinhalten deshalb auch Bewegungsprogramme, weil sie sich als sehr guter Indikator für den Langzeitgewichtsverlauf erwiesen haben. Der Zusammenhang zwischen körperlicher Aktivität und langfristig erfolgreichem Gewichtsverlust konnte nicht nur bei Erwachsenen, sondern auch bei Kindern und Jugendlichen in unterschiedlichen Therapieprogrammen gefunden werden (Pronk 1994). Auch beim Vergleich von erfolgreichen und nicht erfolgreichen Patienten konnte wiederholt gezeigt werden, daß die erfolgreichen Gewichtsabnehmer solche sind, die berichtet haben, daß sie ein körperliches Trainingsprogramm befolgt haben (Kayman 1990, Jeffery 1984 und Colvin 1984). Eine Reihe von randomisierten Untersuchungen haben ebenfalls zeigen können, daß die Kombination von Ernährungsregimen und Trainingsprogrammen Therapieformen überlegen waren, die entweder nur aus Ernährungsmodifikation oder nur aus Aktivitätsprogrammen allein bestanden haben. Erfolgreiche Trainingsprogramme inkludieren sowohl körperliche Aktivität, wie z.B. Gehen an Stelle von Autofahren oder Busfahren, Stiegensteigen an Stelle Verwendung von Liften, aber auch sportliche Aktivitäten in Form von Teilnahme an Sport- oder Gymnastikgruppen. Therapieprogramme sollten daher in jedem Fall beide Formen von Aktivitäten, körperliche Aktivitäten im Alltag einerseits und sportliche Trainingsaktivitäten umfassen.

Ein wesentlicher Aspekt bei der Entstehung von Übergewicht ist die zunehmende Inaktivität unserer Gesellschaften, bedingt durch zunehmende sitzende Tätigkeiten im Beruf, aber auch schon bei Kindern und Jugendlichen. Während des Tages sollte daher wenn irgend möglich ein aktiver Lebensstil der Vorzug gegeben werden. Neueste Untersuchungen lassen vermuten, daß das Vermeiden von sitzenden Tätigkeiten und anderen Inaktivitäten effektiv eine Gewichtsverminderung unterstützen kann. Eine Reihe von Therapieprogrammen inkludieren daher diesen Aspekt (Epstein 1995, Zwiauer 1989). Ein wesentliches Ziel von Bewegungsprogrammen ist es einen sehr aktiven Lebensstil zu propagieren, sowohl für Kinder als auch für Jugendliche und diesen aktiven Lebensstil in ihr Alltagsleben einzubauen. Während Kinder unter 10 Jahren aufgrund ihres natürlichen Bewegungsdranges üblicherweise relativ aktiv sind, bekommt dieser Aspekt insbesondere im Teenageralter wesentlich mehr Bedeutung, da in dieser Zeit auch sitzende Tätigkeiten zunehmen. Es muß daher besonders bei der Gruppe der Jugendlichen auf diesen Aspekt besonderer Wert gelegt werden. Körperliche Aktivität und ein aktiver Lebensstil müssen gefördert werden, sowohl zu Hause als auch in der Schule und während der Freizeit. Sehr häufig verweigern übergewichtige Kinder und Jugendliche wegen der großen Schwellenangst Sportprogramme. Sportliche Aktivitäten werden sehr oft von schlanken und normalgewichtigen Kindern und Jugendlichen dominiert und die Schwellenangst sich derartigen Gruppen anzuschließen ist für Übergewichtige oft sehr hoch. Aus diesem Grund ist es sinnvoll, Gruppen zu etablieren, in denen Übergewichtige keine Außenseiterposition annehmen und in denen sie ohne große Schwellenängste Freude haben, teilzunehmen. Eltern und Gleichaltrige sollten therapiewillige Kinder und Jugendliche in ihren Bemühungen daher möglichst unterstützen und ihnen die Teilnahme an derartigen Programmen erleichtern. Gelingt dies, dann können das häufig verminderte Selbstbewußtsein von Übergewichtigen gehoben, ihr negatives Körpergefühl verbessert und ihre Leistungsfähigkeit gesteigert werden, was letztendlich wiederum in einer Verbesserung der Compliance und größeren Freude an sportlichen Aktivitäten resultiert.

11.6. Behandlungsstrategien

Eine große Bandbreite von Therapieprogrammen für Kinder und Jugendliche im deutschsprachigen Raum wurde in den letzten Jahren publiziert, sowohl auf nationaler als auch internationaler Ebene. Eine Reihe von Kliniken für Kinder und Jugendliche bieten ambulante und/oder stationäre Therapieprogramme an, die Gruppentherapien, aber auch individuelle Therapien beinhalten. Die meisten dieser Therapieprogramme weisen mehrere Facetten der oben genannten therapeutischen Optionen auf. Sehr oft sind Familienmitglieder bzw. Eltern in die Therapie miteinbezogen. Darüber hinaus gibt es klassische familienorientierte Programme. Eine besondere Spezialität hinsichtlich der therapeutischen Optionen im deutschsprachigen Raum sind Ferienlager für übergewichtige Kinder und Jugendliche. In den vergangenen Jahrzehnten haben sich im deutschsprachigen Raum Ferienlager etabliert, die komplexe und effektive Behandlungsmethoden für Kinder und Jugendliche anbieten (Huber, 1974; Sempach 1994, Bächlin 1981 und 1989, Szvjatko, 1989, Zwiauer 1989, Herrmann 1991). Diese Therapielager sind sehr oft Teil eines mehrstufigen Therapieprogrammes, das oft aus einer Vorphase besteht, in der motivierte Patienten rekrutiert werden und mit denen eine Therapie begonnen wird, die zumeist Ernährungsberatung, Selbstbeobachtung (im Sinne der Führung eines Ernährungsprotokolls vorsieht) und den Beginn einer Therapie mit diätetischer Modifikation und Bewegungsprogrammen beinhaltet. In einer zweiten Phase, dem Ferienlager selbst, nehmen die Kinder und Jugendliche während der Ferienzeit an einem Lager teil, das eine Intensivphase für verhaltenstherapeutische Maßnahmen darstellt. Basierend auf den Grundsätzen der Selbstbeobachtung, der Verhaltensmodifikationen, wird in einer intensiven Behandlungsphase von ca. zwei bis fünf Wochen mit einem multidisziplinären Verhaltenstherapieprogramm begonnen und versucht, neue gesündere Verhaltensweisen zu etablieren. Während dieser zwei- bis fünfwöchigen Behandlungsphasen nehmen Kinder und Jugendliche im Alter zwischen 9 und 16 Jahren teil. Ein Team aus Ärzten, Diätassistenten, Ernährungsberatern und Verhaltenstrainern begleitet die Kinder und Jugendlichen. In regelmäßigen täglichen Sitzungen, in denen das Verhaltenstherapieprogramm angeboten wird, aber auch in regelmäßigen sportlichen Aktivitäten erleben die übergewichtigen Kinder und Jugendlichen mit Gleichaltrigen den gruppentherapeutischen Effekt zur Verhaltensmodifikation. Lebensstilveränderungen, Modifikationen der Ernährungsgewohnheiten, Diskussionen über alternatives Verhalten und prospektive Reizkontrolle stehen im Mittelpunkt der therapeutischen Sitzungen. Ein Belohnungssystem wird während des Lagers durchgeführt, Gruppendiskussion abgehalten und individuelle Erfahrungen ausgetauscht Neben dem verhaltenstherapeutischen Trainingsprogramm werden Freizeitaktivitäten, sportlicher und kreativer Natur, angeboten, so daß die Ferienlager auch im Sinne des sozialen Effektes und der Förderung kreativer Fähigkeiten ausgenutzt werden. Der große Erfolg dieser Therapieprogramme basiert auf dem kinder- und jugendlichengerechten Angebot zum Erlernen der Ernährungsmodifikation, auf der Tatsache, daß sie sich mit Gleichaltrigen, die ähnliche Probleme haben, auseinandersetzen können und auf der Möglichkeit, innerhalb dieser Therapieprogramme zu erleben, daß es durch geringe Ernährungsmodifikationen und mit Änderungen ihres Lebensstiles möglich ist, sehr rasch gute Gewichtsabnahmen zu erzielen.

Einige dieser Therapieprogramme bieten in einer dritten Phase einen Follow-up, eine Nachuntersuchung an, die zwischen sechs Monaten und ein Jahr lang dauert (Zwiauer, 1989). Trainer und medizinisches Personal, das die Kinder und Jugendliche während der Ferienlager betreut hat, veranstalten in regelmäßigen 14tägigen bis vierwöchigen Abständen Nachuntersuchungen und Nachbetreuungen, die darauf abzielen, das während dieser Ferienlager erlernte Verhalten auch weiterhin zu festigen und zu etablieren. Sehr häufig werden Kautionen hinterlegt, die bei Teilnahme des Nachuntersuchungs- und Nachbetreuungsprogrammes dann erstattet werden.

11.7. Chirurgische Therapie

In den letzten Jahren hat die Bedeutung der chirurgischen Methoden zur Gewichtsreduktion bei extrem Übergewichtigen neue Bedeutung erlangt. Wenngleich seit über 40 Jahren bei Erwachsenen diverse chirurgische Verfahren angewendet wurden, um entweder die Nahrungsaufnahme oder die Nährstoffresorption zu vermindern, wurden nur vereinzelt Kinder und Jugendliche chirurgisch behandelt. Durch die Verfeinerung der Methoden in den letzten Jahren, insbesondere mit der Entwicklung von weniger invasiven und teilweise reversiblen Operationstechniken (z.B. vertikale Gastroplastik oder dem anpaßbaren Magenband) bieten sich diese Therapieformen nun eher für extrem adipöse Jugendliche an (Ashley, 1993). Diese Methoden führen durch die extreme Verkleinerung des Mageninhaltes zu einer Verminderung der Nahrungsaufnahme und Kalorienreduktion. Die früher angewendeten Methoden der Jejunoileostomie oder des Magenbypass waren wesentlich invasiver, führten zu irreversiblen Veränderungen der intestinalen Anatomie und waren mit einem hohen Prozentsatz an Nebenwirkungen insbesondere für wachsende Kinder und Jugendliche verbunden.

Eine Bewertung der neueren chirurgischen Therapieformen für das Kindes- und Jugendalter ist derzeit noch nicht abgeschlossen. Dennoch können sie bei besonders strenger und sorgfältiger Indikationsstellung durchaus eine therapeutische Option für Einzelfälle, bei denen alle anderen Therapieformen versagt haben, sein. Klare Indikationen, Auswahlkriterien und kontrollierte Untersuchungen mit Langzeiterfahrungen liegen derzeit nicht vor, es gibt lediglich Einzelbeobachtungen (Belachew M, 1993; Bode HH, 1975; Scopinaro N, 1996; Hell E, 1996).

11.8. Pharmakologische Therapie

Ähnlich wie in der chirurgischen Therapie haben sich in den letzten Jahren durch die Entwicklung von neuen Medikamenten zur Behandlung der Adipositas beim Erwachsenen neue Möglichkeiten ergeben. In den vergangenen Jahrzehnten hatte die pharmakologische Therapie der Adipositas für Kinder und Jugendliche wegen der potentiellen Nebenwirkungen praktisch keine Relevanz. Die Verwendung von zentral wirksamen Pharmaka, von katecholaminergen oder serotonergen Substanzen wurde im Kindes- und Jugendalter nur vereinzelt experimentell eingesetzt und äußerst kontrovers diskutiert. Es gibt einige Berichte über die Behandlung von Patienten mit Prader Willi Syndrom und bei extremer Adipositas (Selikowitz M, 1990; Hackler J, 1986; Zlotkin SH, 1986), aber diese Einzelfallberichte erlauben keinerlei Rückschlüsse auf eine generelle Behandlung im Kindes- und Jugendalter. Der Einsatz war bis dato auf extrem übergewichtige jugendliche Patienten mit schweren gesundheitlichen Problemen und bei denen jegliche konservative Therapiemaßnahmen erfolglos waren, begrenzt. Es herrscht weitgehende Übereinstimmung, diese Medikamente im Kindes- und Jugendalter nicht routinemäßig einzusetzen.

Mit der Entwicklung der neuen Substanzen, insbesondere dem Lipasehemmer Orlistat ist das Interesse an der medikamentösen Therapie für die pädiatrische Personengruppe wieder deutlich gestiegen. Dennoch muß zum jetzigen Zeitpunkt klar festgehalten werden, daß es keine kontrollierten Studien bei Kindern oder Jugendlichen gibt, die den Einsatz von Orlistat oder von Sibutramin, einem β-Phenäthylamin, das die Wiederaufnahme von Norepinephrin und Serotonin hemmt, gibt. Der Stellenwert dieser Pharmakologika für die Therapie der kindlichen Adipositas wird erst in einiger Zeit festgelegt werden können, wenngleich vom theoretischen Ansatz diese neuen Substanzen wesentlich geeigneter und eher auch in dieser Patientengruppe einsetzbar sind, als alle anderen bisher zur Verfügung stehenden.

Ähnliches gilt auch für den Einsatz von rekombinantem Wachstumshormon. Derzeit gibt es theoretische Ansätze für die Behandlung extrem übergewichtiger Kinder und Jugendlicher mit Wachstumshormon und auch vereinzelte Berichte über Erfolge bei Kindern mit Prader-Willi-Syndrom (Lee, 1987; Davies PS, 1998). Bis dato gibt es jedoch noch keine kontrollierten Studien über Behandlungsmöglichkeiten mit rGH bei adipösen Kindern oder Jugendlichen.

11.9. Literatur

1. Amador M, Ramos LT, Morono M, Hermelo MP (1990) Growth rate reduction during energy restriction in obese adolescents. Exp. Clin Endocrinol 96: 73-82

2. Ashley S, Bird DL, Sugden G, Royston CM (1993) Vertical banded gastroplasty for the treatment of morbid obesity. Br J Surg 80:1421-1423

3. Bächlin A, Ritzel G (1989) Intervention study on obese school-aged children. Bibl Nutr Dieta 44: 38-44

4. Bächlin A, Blickensdorfer H (1981) Zur Therapie adipöser Kinder. Soz Präventivmed 26:352-353

5. Bassey J, Fentem PH, Trunbull N (1987) Reasons for advising exercise. Practicioner 231: 1605-1610

6. Belachew M, Jacquet P, Lardinois F, Karler C (1993) Vertical banded gastroplasty vs adjustable silicone gastric banding in the treatment of morbid obesity: a preliminary report. Obesity Surgery 3: 275-278

7. Bode HH, Botstein PM, Crawford JD, Russel PS (1975) Vergleich medizinischer und chirurgischer Behandlung der hypothalamischen Fettsucht im Kindesalter. Infusionsther Klin Ernähr Sonderh 3: 7-10

8. Bogardus C, Lillioja S, Ravussin E, Abott W, Zawadzki JK, Joung A, Knowler WC, Jacobowitz R, Moll PP (1986) Familial dependence of the resting metabolic rate. N. Engl. J. Med. 315: 96-100

9. Braddon FEM, Rodgers B, Wadsworth MEJ, Davis JMC (1986) Onset of obesity in a 36 year birth cohort study. Br Med J. 293:299-303

10. Brownell KD, Wadden TA (1986) Behavior therapy for obesity in modern approaches and better results. In: Brownell KB, Foreyt JP, eds Handbook of Eating Disorders: Physiology, Psychology, and Treatment of Obesity, Anorexia and Bulimia. New York; Basic Books 180-198

11. Burton BT, Foster WR, Hirsch J, Van Italie TB (1985) Health implications of obesity: an NIH consensus development conference. Int J Obesity 9:155-169

12. Colvin RH, Olson SB (1984) Winners revisited: an 18 month follow-up of our successful weight losers. Addict. Behav. 9: 305306.

13. Davies PS, Evans S, Broomhead S, Clough H, Day JM, Laidlaw A, Barnes ND (1998) Effect of growth hormone on height, weight, and body composition in Prader-Willi syndrome. Arch Dis Child 78:474-47

14. Dietz W., S. Gortmaker (1985) Do we fatten our children at the television set? Obesity and television viewing in children and adolescents. Pediatrics 75: 807-812

15. Epstein LH, Valoski AM Vara LS, McCurley J, Wisniewski L, Kalarchian MA, Klein KR, Shrager LR (1995) Effects of decreasing sedentary behavior and increasing activity on weight change in obese children. Health Psychol 14: 109-115

16. Figueroa-Colon R, von Almen TK, Franklin FA, Schuftan C, Suskind RM (1993) Comparison of two hypocaloric diets in obese children. Am. J. Dis Child 147: 160-166

17. Gortmaker SL, Must A, Sobol AM, Peterson K, Colditz GA, Dietz WH (1996) Television viewing as a cause of increasing obesity among children in the United States, 1986-1990. Arch. Pediat. Adolesc. Med. 150: 356-362

18. Guare JC, Wing RR, Marcus M, Epstein LH, Burton LR, Gooding WE (1989) Analysis of changes in eating behaviour and weight loss in type II diabetic patients. Diabetes Card 12 500-50

19. Hackler J (1986) Behandlung von triebhaften Essstörungen bei einem autistischen Mädchen in Kombination von Verhaltenstherapie und Pharmakotherapie. Z Kinder Jugenpsychiatr 14: 220-227

20. Hell E, Lang B (1996) 10 Jahre Erfahrung mit der vertikalen bandverstärkten Gastroplastik zur operativen Therapie der morbiden Adipositas. Zentralbl Chir 121: 363- 369

21. Herrmann A (1991) Dicke Kinder rehabilitieren, Ganzheitliche Therapie. Internat. Fortschr Med 109: 22

22. Huber E.G., Krisper H, Thanhoffer M (1974) Ein neuer Weg zur Behandlung der Fettsucht im Kindesalter - Erfahrungen mit zwei Therapielagern. Päd. Pädol. 10: 88-96.

23. Jeffery RW, Bjornson-Benson WM, Rosenthal BS, Lindquist RA, Kurth CL, Johnson SL (1984) Correlates of weight loss and its maintenance over two years of follow-up among middle-aged men. Prev Med 13: 144-168

24. Kayman S, Bruvold W, Stern JS (1990) Maintenance and relapse after weight loss in women: behavioral aspects. Am J Clin Nutr 52: 800-807

25. Klesges RC, Shelton ML, Klesges LM (1993) Effects of television on metabolic rate: potential implications for childhood obesity. Pediatrics 91: 281-286

26. Korsten-Reck U, Müller H, Pokan R, Huonker M, Berg A, Oberhauser B, Rokitzki L, Keul J (1990) Prävention und Therapie von Adipositas durch Diät und Sport, ein ambulantes Therapieprogramm für übergewichtige. Wien Med Wochenschr. 140: 232-239

27. Korsten-Reck-U, Bauer S, Keul J (1993) Sport und Ernährung - Ein ambulantes Programm für adipöse Kinder. Pädiat- Pädol 28: 145-152

28. Kriwanek S, Beckerhinn P, Blauensteiner W, Dittrich K, Armbruster C (1995) Therapeutische Misserfolge nach Magenbypassoperationen wegen morbider Fettsucht. Langenbecks Arch Chir 380: 70-4

29. Lee PD, Wilson DM, Rountree L, Hintz RL Rosenfeld RG (1987) Linear growth response to exogenous growth hormone in Prader-Willi syndrome. Am J Med Genet 28:865-871

30. Lifshitz F, Moses N (1989) A complication of dietary treatment of hypercholesterinemia. Am J Dis Child 143: 537-452

31. Nanoff C, Zwiauer K, Widhalm K (1989) Follow-up Untersuchung hochgradig übergewichtiger Jugendlicher 4 Jahre nach stationärer Gewichtsreduktion mit einer niederkalorischen Protein/Kohlenhydrat. Infusionstherapie 16: 141-144

32. Ortega RM, Andrés P, Requejo AM, López-Sobaler AM, Rosario Redondo M, González-Fernández M (1996) Influence of the time spent watching televison on the dietary habits, energy intake and nutrient intake of a group of spanish adolescents. Nutrition Research 16: 1467-1470

33. Reybrouck T, Vinckx J, van den Berghe G, Vanderschueren-Lodeweyckx M (1990) Exercise therapy and hypocaloric diet in the treatment of obese children and adolescents. Acta Paediatr Scand 79: 84-89

34. Pidlich J, Pfeffel F, Zwiauer K, Schneider B, Schmidinger H (1997) The effect of weight reduction on the surface electrocardiogram: A prospective trial in obese children and adolescents. Int J Obes 21: 1018-1023.

35. Pronk NP, Wing RR (1994) Physical activity and long-term maintenance of weight loss. Obes Res 2: 587-799

36. Schmidinger H, Weber H, Zwiauer K, Weidinger F, Widhalm K (1987) Potential life-threatening cardiac arrhythmias associated with a conventional hypocaloric diet. Int J Cardiology 14: 55-63

37. Schoberberger R, Schoberberger Ch, Kiefer I, Zwiauer K, Fleiß O (1996) "Schlank ohne Diät" für Kinder. Kneipp Verlag, Leoben, Wien, Stuttgart.

38. Scopinaro N, Gianetta E, Adami GF, Friedman D, Traverso E, Marinari GM, Cuneo S, Vitale B, Ballari F Colombini M, Baschieri G, Bachi V (1996) Biliopancreatic diversion for obesity at eighteen years. Surgery 119: 261-268

39. Selikowitz M, Sunman J, Pendergast A, Wright S (1990) Fenfluramine in Prader-Willi syndrome: a double blind, placebo controlled trial. Arch Dis Child 65: 112-114

40. Sempach R, Stransky M, Meier R, Loosli C, Ruetz D, Altorfer H (1994) Club MINU-Verhaltenstraining für übergewichtige Kinder. Ernährung 18: 12-14

41. Szvjatko E, Zwiauer K, Widhalm K (1989) Diätferien für übergewichtige Kinder und Jugendliche. Pädiatr Prax 39: 231-237

42. Veale de Coverley DM (1987) Exercise and mental health. Acta Psychiatr Scand 76: 113-120

43. Waddon TA, Letzizia KA (1992) Predictors of attrition and weight loss in patients treated by moderate and severe caloric restriction. In: Wadden TA, VanItalie TB, edx. Treatment of the Seriously Obese Patient. New York: Guilford Press 383-410

44. WHO. Prevention and management of the global epidemic of obesity. Report of WHO consultation on obesity

45. Widhalm K, Zwiauer K (1987) Metabolic effects of a very low calorie diet in obese children and adolescents with special reference to nitrogen balance. J Amer Coll Nutr 6: 467-474

46. Zlotkin SH, Fettes IM, Stallings VA (1986) The effects of naltrexone, an oral beta-endorphin antagonist, in children with the Prader-Willi syndrome. J Clin Endocrinol Metab 63:1229-1232

47. Zwiauer K, Widhalm K (1987) Effect of a very low calorie diet on lipoproteins and various serum proteins in grossly obese adolescent patients. Clinical Nutr 6: 137-142

48. Zwiauer K., E. Szvjatko, K. Widhalm (1989) Diätferien für übergewichtige Kinder und Jugendliche - ein verhaltenstherapeutisches Interventionsmodell - Teil I. Päd. Praxis 39: 7-12

49. Zwiauer K, Widhalm K, Kerbl B (1990) Auswirkungen verschiedener Reduktionsdiäten auf den Lipidstoffwechsel von übergewichtigen Kindern und Jugendlichen in: Aktuelle Probleme der Ernährung im Kindesalter edt. Spahn U. Friedrich Schiller Univ. Jena, 1163-1170

50. Zwiauer K (1998) Primäre Prävention von Adipositas im Kindesalter. Monatsschr Kinderheilkd 146: S88-S94

Operative Therapie der extremen Adipositas - die einzige sinnvolle Langzeittherapie?

12. Operative Therapie der extremen Adipositas - die einzige sinnvolle Langzeittherapie?

Das Thema "operative Therapie der Adipositas - die einzige sinnvolle Langzeittherapie" provoziert eine Antwort, die angesichts der ungünstigen Ergebnisse der konservativen Therapie, vor allem bei extremer Adipositas (Adipositas Grad III), klar scheint, jedoch wegen ihrer Ausschließlichkeit - "die einzige sinnvolle Langzeittherapie" - erheblichen Widerspruch auslösen muß. Kontrovers werden alle chirurgischen Maßnahmen zur Behandlung von übergewichtigen Patienten ohnehin diskutiert, da nach allgemeinem Verständnis der Übergewichtige nur ausreichend Willenskraft aufbringen müsse, um langfristig durch Ernährungsumstellung und Einschränkung der Kalorienzufuhr eine ausreichende, dauerhafte Gewichtsreduktion zu erreichen (6,7,17,31,47,52,63,64). Um der Fragestellung gerecht zu werden, müssen die chirurgischen Methoden, ihre positiven und negativen Aspekte sowie die Frage der Langzeitergebnisse kritisch analysiert werden (37,38).

12.1. Chirurgische Techniken

12.1.1. Plastisch-chirurgische Eingriffe

Die Begriffe Chirurgie und Übergewicht wecken zuerst eine Assoziation: Fettdepots könnten durch Resektion - Dermolipektomie, *body contouring*, Fettschürzenplastik, Mammaplastik - oder durch Liposuktion (Fettabsaugung) (25, 27, 41, 45, 69) entfernt und somit eine Gewichtsreduktion erreicht werden (3,5,12,43). So sinnvoll derartige Verfahren zur Behandlung von örtlich begrenzten Fettdepots (☞ Abb. 12.1) sind, so wenig sind sie zur Therapie des Übergewichtes geeignet. Ihre wesentliche Bedeutung liegt in der Möglichkeit, überschüssige Haut nach Gewichtsreduktion zu entfernen, wenn "das Hautkostüm zu weit geworden ist", und dadurch das körperliche Wohlbefinden erheblich gestört wird, oder wenn es zu dermatologischen Problemen gekommen ist (39) (☞ Abb. 12.2). In derartigen Fällen sind plastisch-chirurgische Eingriffe medizinisch indiziert, es handelt sich also um keine ästhetisch-kosmetische Indikation (10, 48, 72).

Die praktische Durchführung erfordert große Erfahrung. Die Hautinzisionen sollten in natürlichen Hautfalten oder in leicht verdeckbaren Körperregionen liegen. Wichtig ist es, nicht nur die überhängenden Hautanteile zu resezieren, sondern auch durch Fasziendoppelung eine Verbesserung der Körperkontur zu erreichen. Durch die Verschiebung von großen Hautanteilen mit dem Unterhautfettgewebe besteht das Risiko der Hautnekrose, vor allem wenn ungünstige Inzisionen, zum Beispiel durch die Entfernung der Gallenblase, die Durchblutung erschweren. Auch die Gefäßversorgung der verlagerten Cutislappen kann problematisch werden. Gefährlich können Nachblutungen in die große Wundhöhle sein. Meist sind mehrere Eingriffe notwendig, um ein günstiges kosmetisches Ergebnis zu erzielen.

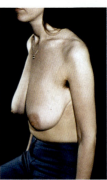

a

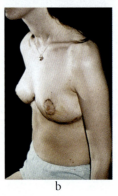

b

Abb. 12.1a+b: Mammareduktionsplastik vor (**a**) und nach (**b**) Operation.

12.1. Chirurgische Techniken

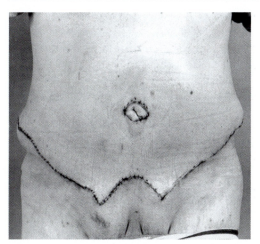

Abb. 12.2: Bei Fettschürzenplastik ist die Hautinzision so zu legen, daß sie vom Slip bedeckt wird. Der Nabel muß in der Mitte zwischen Xyphoid und Symphyse neu implantiert werden.

12.1.2. Eingriffe zur Gewichtsreduktion

Die eigentlichen chirurgischen Verfahren zur Behandlung von extremer Adipositas orientieren sich an zwei Prinzipien (☞ Tab. 12.1):

- durch Eingriffe am Magen wird die Nahrungszufuhr eingeschränkt oder
- durch ein iatrogenes Kurzdarmsyndrom (Jejunoileostomie, bileopankreatischer Bypass nach Scopinaro) die Aufnahme der Kalorien in den Körper erheblich eingeschränkt (8)

Verschiedene technische Variationen entstehen durch die Kombination beider Prinzipien, wie z.B. der Magenbypass. Aktuell ist das laparoskopisch applizierbare Magenband sehr populär. Daneben existieren noch Außenseitermethoden wie Kieferverdrahtung, die ausschließlich die Zufuhr von Flüssigkeiten, aber auch von hochkalorischen, erlaubt, oder die Vagotomie, die über eine Veränderung der Motilität des Magens das Eßverhalten des Patienten beeinflußt. Beide Techniken haben sich nicht durchgesetzt. Alle chirurgischen Operationen zur Behandlung von extremer Adipositas sind revidierbar, die ursprüngliche Anatomie kann bei den klassischen Verfahren wiederhergestellt werden (1, 42). Noch in der Erprobung eine interessante Therapie, die Magenwandstimulierung mit einem Schrittmacher.

12.1.2.1. Methoden der Malabsorption - Jejunoileostomie

Das klassische Verfahren der Jejunoileostomie, in Deutschland auch Dünndarmausschaltungsoperation genannt, verkürzt die Dünndarmlänge durch Anastomosierung der oberen 20-30 cm Jejunum mit den terminalen 25 cm Ileum auf eine Funktionslänge von etwa 55-60 cm (☞ Abb. 12.3). Die End-zu-End-Anastomose beider Darmenden verhindert zwar einen Reflux in die ausgeschalteten Dünndarmschlingen, somit eine Vergrößerung der resorbierenden Oberfläche, erfordert jedoch eine zusätzliche Drainageanastomose ins Colon. Diese führt nahezu zwangsläufig zu einer Keimaszension in den ausgeschalteten Dünndarm und kann Komplikationen wie beim Blind-Loop-Syndrom auslösen. Daher hat sich die End-zu-Seit-Anastomose durchgesetzt (33).

Operationsmethode	Physiologisches Prinzip	Konsequenzen
Jejunoileostomie	• Malabsorption • Passagebeschleunigung	• Diarrhoe • Verlust von Elektrolyten, Vitaminen und Eiweiß • proktologische Probleme
Gastroplastische Verfahren horizontal vertikal (VBG) anpaßbares Magenband	• Einschränkung der Nahrungszufuhr	• Zwang, eine Änderung der Eßgewohnheiten durchzuführen • Erbrechen
Magenbypass Biliopancreatic Diversion Duodenal Switch	• Einschränkung der Nahrungszufuhr • Malabsorption	• Kurzdarmsyndrom und Änderung der Eßgewohnheiten • Substitution erforderlich

Tab. 12.1: Die chirurgischen Verfahren zur Behandlung der extremen Adipositas haben ein ganz spezifisches pathophysiologisches Prinzip, aus dem sich die klinischen Konsequenzen ableiten lassen.

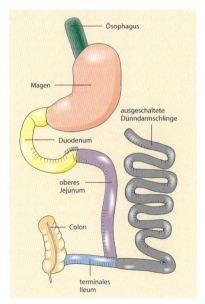

Abb. 12.3: Jejunoileostomie mit End-zu-Seit-Anastomose.

Grundidee der Jejunoileostomie ist die Einschränkung der resorbierenden Oberfläche (iatrogenes Kurzdarmsyndrom), um die Resorption von Kalorien stark einzuschränken. Die überschüssigen, nicht resorbierten Nahrungsanteile gelangen ins Kolon und werden mit dem Stuhl ausgeschieden. Je mehr Nahrung sich ein Patient zuführt, umso ausgeprägter ist die Diarrhöe, je mehr er seine Nahrungszufuhr den vorhandenen resorptiven Verhältnissen anpaßt, umso besser kann die Verdauung eingedickt und ein annähernd breiiger Stuhlgang abgesetzt werden. Die Idee der "maßgeschneiderten Jejunoileostomie" ist faszinierend: In Abhängigkeit von Übergewicht, Dünndarmlänge und Eßgewohnheiten des Patienten sollte jene Dünndarmlänge bestimmt werden, die sowohl eine ausreichende Gewichtsabnahme wie eine Stabilisierung auf dem gewünschten Gewichtsniveau erlaubt. Gleichzeitig sollten die negativen Folgen minimiert werden. Die Idee ist leider gescheitert, da die individuellen Resorptionsverhältnisse, die Anpassungsvorgänge im Dünndarm und die Ernährungsgewohnheiten des Patienten zu wenig kalkulierbar sind, wobei erschwerend die unterschiedlichen Dünndarmlängen, die von Individuum zu Individuum zwischen 4 und 8 m variieren, hinzukommen (15, 21, 34).

Die Malabsorptionsverfahren haben in Form der bileopankreatischen Trennung nach Scopinaro (*bileopancreatic diversion*) (61) (☞ Abb.12.4.) bzw. dem Duodenumbypass (*duodenal switch*) eine gewisse Renaissance erlebt (59, 60). Durch die Verkleinerung bzw. subtotale Resektion des Magens soll über eine Einschränkung der Nahrungszufuhr die Gewichtsabnahme erreicht und durch die Verkürzung bzw. Trennung in einen Nahrungstrakt, einen Teil für die Verdauungssäfte und einen gemeinsamen Dünndarmanteil (*common tract*) langfristig gesichert werden. Die Angaben zu den eingesetzten Dünndarmlängen wurden von den Autoren mehrfach geändert, als günstig hat sich ein gemeinsamer Dünndarmanteil von 80-120 cm bewährt.

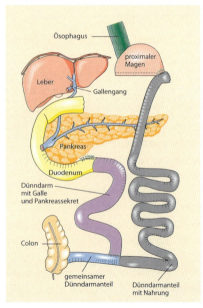

Abb. 12.4: Bileopankreatischer Bypass nach Scopinaro. Die Trennung zwischen Verdauungs- und Nahrungsweg ist der entscheidende Faktor neben der Magenresektion zur Einschränkung der Nahrungszufuhr.

12.1.2.2. Operationen am Magen

Ziel aller Eingriffe am Magen ist die Einschränkung der Nahrungszufuhr. Hierzu wird ein kleines Reservoir unterhalb des unteren Oesophagussphinkters entweder mit Klammernahtreihen oder mit einem Silikonband vom übrigen Magen abgetrennt, das über eine enge Verbindung (Outlet) in den Restmagen entleert (2). Die Entwick-

12.1. Chirurgische Techniken

lung der Operationstechniken erfolgte in mehreren Schritten.

Das ursprüngliche Prinzip war der Magenbypass (49, 55) (☞ Abb. 12.5). Er ist auch heute noch weit verbreitet und wird in jüngster Zeit wieder häufiger eingesetzt, vor allem bei extrem adipösen Patienten mit einem BMI ≥ 55 kg/m², bzw. bei Sweet Eatern. Das Verfahren ist aufwendig, da zwei Anastomosen nötig sind mit all ihren Risiken, vor allem einer Anastomoseninsuffizienz. Der Magenbypass verbindet Einschränkung der Nahrungszufuhr und Malabsorption wegen Fehlen des duodenalen Transits und der unterschiedlich langen ausgeschalteten Dünndarmschlingen. Heute wird der Magenbypass häufig durch gastroplastische Verfahren ersetzt. Ausgehend von der horizontalen Gastroplastik hat die vertikale Gastroplastik nach Mason (vertical banded gastroplasty/VBG) eine weite Verbreitung im anglo-amerikanischen und zentraleuropäischen Raum gefunden (☞ Abb. 12.6 und 12.7) (13,16,19,51). Während bei horizontaler Gastroplastik durch eine Dilatation des Magenfundus eine Steigerung der Nahrungszufuhr möglich ist, führt die vertikale Gastroplastik durch die Fixierung der kleinen Kurvatur durch die Gefäße, bzw. die Klammernahtreihen großkurvaturseitig zu einer dauerhaften definierten Verkleinerung des Magenpouches. Diese Operationstechnik wird daher als "golden standard" bezeichnet und ist als Referenzmethode für alle anderen Verfahren anzusehen.

Der kleine Magenpouch entleert über einen engen Verbindungskanal von etwa 12 mm Durchmesser stark verzögert in den Restmagen (11) (☞ Abb. 12.8). Da der weitere Verdauungsweg anatomisch korrekt über Magen und Duodenum erfolgt, und da ausschließlich die Nahrungszufuhr eingeschränkt wird, ist bei ausgewogener Ernährung nicht mit Mangelerscheinungen zu rechnen.

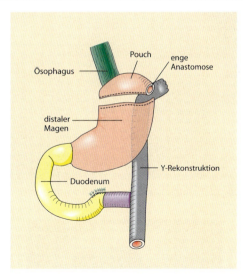

Abb. 12.5: Magenbypass mit Y-Roux-Rekonstruktion und enger Anastomose zwischen kleinem Pouch und hochgezogener Jejunumschlinge.

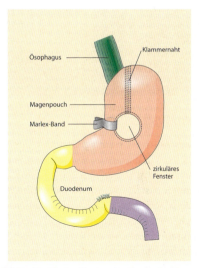

Abb. 12.6: Vertikale Gastroplastik nach Mason mit kleinem Pouch und dem durch Marlexband gesicherten Outlet.

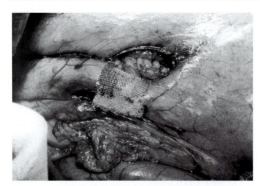

Abb. 12.7: Intraoperativer Situs bei Gastroplastik.

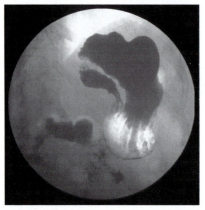

Abb. 12.8: Radiologische Darstellung des kleinen Pouches bei VBG.

Eine wesentliche Vereinfachung des operativen Vorgehens stellt die laparoskopische Implantation eines anpaßbaren Magenbandes dar (adjustable silicon gastric band nach Kuzmak, schwedisches anpaßbares Magenband) (22, 23, 44). Ähnlich wie bei der vertikalen Gastroplastik wird an der kleinen Kurvatur mit einem Silikonband ein kleiner Pouch abgebunden, der über einen engen Kanal in den distalen Magen entleert (☞ Abb. 12.9). Über einen an der Innenseite des Silikonbandes befestigten, fahrradschlauchartigen Gummiballon kann der Innendurchmesser des Outlets in gewissen Grenzen verändert werden. Dies ist möglich durch Zufuhr bzw. Entfernung von Flüssigkeit aus einem im Unterhautfettgewebe plazierten, über einen Silikonschlauch mit dem Magenband verbundenen Port. Faszinierend ist die Möglichkeit, das Magenband auf laparoskopischem Weg mit fünf kleinen Stichinzisionen zu implantieren (24). Der Eingriff belastet den Patienten wenig und wird daher gut akzeptiert. Auch werden evtl. notwendige kosmetische Korrekturen nicht durch die abdominelle Incision im Oberbauch gestört.

12.1.3. Magenstimulierung (Gastric Pacing)

Die Stimulierung des Magens durch einen implantierbaren Schrittmacher ist eine außerordentlich interessante Methode, die derzeit in der klinischen Erprobung steht. Sie basiert auf experimentellen Erfahrungen von Valerio Cigaina. In ersten klinischen Studien konnten extrem übergewichtige Patienten ihr Körpergewicht um etwa 28 % innerhalb von 18 Monaten reduzieren, und dieses Gewicht bislang 3 Jahre halten. Längere Erfahrungen stehen noch aus, es laufen derzeit interdisziplinäre europäische Studien.

Das System besteht aus einem implantierbaren Pulsgenerator (Pacemaker), einem externen Programmiergerät und der Stimulierungselektrode, die die Impulse auf die Magenmuskulatur überträgt. Der eigentliche Wirkungsmechanismus ist noch unklar, wahrscheinlich entsteht jedoch über Pulswellen am Magen eine Entleerungsverzögerung, die vom Patienten als schnellere Sättigung empfunden wird. So wird die Nahrungszufuhr reduziert.

Die wichtigsten Komplikationen betreffen Perforationen des Magens und Dislokation der Sonde, ihre Rate sinkt jedoch mit zunehmender Erfahrung.

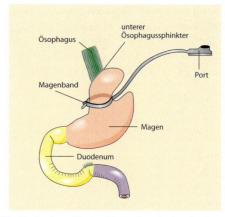

Abb. 12.9: Anpaßbares Magenband mit subcutanem Port.

12.1.4. Postoperative Komplikationen

Die Häufigkeit postoperativer Komplikationen ist wegen moderner Anästhesiemethoden, verbesserter Thrombose- und Lungenembolieprophylaxe sowie wenig traumatisierender Operationstechniken trotz des extremen Übergewichtes außerordentlich gering. Hauptrisikofaktor sind die bei dem Patienten bestehende Adipositas an sich, bzw. die damit assoziierten Begleiterkrankungen (☞ Tab. 12.2). Gewöhnungsbedürftig ist für den Operateur die Tiefe des Operationsfeldes, obwohl in der Hand von erfahrenen Chirurgen auch dieses Problem lösbar ist. Wichtigste chirurgisch-technische Komplikationen sind die Klammernahtinsuffizienz (9, 29) bei der vertikalen Gastroplastik, die Anastomoseninsuffizienz beim Magenbypass und die Läsion der Magenwand bei der Implantation des anpaßbaren Magenbandes. Sorgfältiges, anatomisch korrektes Präparieren, vor allem an der Magenhinterwand, kann derartige Komplikationen zwar nicht prinzipiell ausschließen, ihre Häufigkeit jedoch extrem niedrig halten. Wichtig ist es, vor allem beim laparoskopischen Vorgehen im Zweifelsfall auf den offenen Zugang umzusteigen. Unsichere Klammernahtreihen, vor allem im Bereich des zirkulären Stanzloches, sollten mit einer zusätzlichen Naht gesichert werden.

12.2. Konsequenzen für den operierten Patienten

Durch die operativen Eingriffe zur Behandlung der extremen Adipositas ergeben sich für den operierten Patienten wichtige Konsequenzen, die nach Jejunoileostomie und nach Eingriffen am Magen verschieden sind und daher getrennt behandelt werden müssen.

12.2.1. Folgen nach malabsorptiven Verfahren

Nach Operationen, die auf Malabsorption beruhen, ist der Patient in der Lage, sich weiterhin Nahrung in Übermaß zuzuführen, die aber mit der Verdauung abgesetzt wird. Daraus resultieren schwerwiegende Folgen (40, 50):

- Der Patient **verliert wichtige, lebensnotwendige Mineralien, Vitamine**, auch fettlösliche Vitamine und **Eiweiß**. Kontrolle und in der Regel langfristige Substitution sind dringend notwendig (36)
- Die häufigen, oft flüssigen Stuhlgänge (**Diarrhöe**) reizen die perianale Region außerordentlich. Eine konsequente Hygiene ist zur Vermeidung von Problemen wie Fissuren, Hämorrhoiden oder Proktitis nötig
- Mit der nicht resorbierten Nahrung kommen auch Fette in den Dickdarm. Hier werden sie chemisch umgewandelt und führen zu übelriechenden, außerordentlich unangenehmen **Gasbildungen**. Eine Minderung der Beschwerden läßt sich nur durch Reduktion des Fettanteils in der Nahrung erreichen, evtl. können die nicht resorbierten Gallensäuren durch Cholestyramin als Komplex gebunden werden

Kategorie	Eigene Ergebnisse			Backman	Shikora	Näslund	Pories
	VBG n=714	Magenband n=139	Magenbypass n=182	VBG n=92	VBG n=100	VBG n=158	GB n=479
Wundinfekt (größer)	0,9	0,8	1,4	5,4	8	2,5	4,9
Magenwandläsion	0	1,4	0	n.n.	n.n.	n.n.	n.n.
Peritonitis (lokal)	0,3	0	0,8	n.n.	n.n.	n.n.	1,4
Nahtinsuffizienz	0,3	-	1,7	n.n.	3	1,9	n.n.
Thrombose	0,6	0	2,8	1,1	n.n.	n.n.	n.n.
Lungenembolie	0,6	0	1,8	2,2	n.n.	1,3	0,2
Exitus letalis	0,4	0	0	n.n.	0	n.n.	1,3

Tab. 12.2: Die unmittelbaren postoperativen Komplikationen nach Eingriffen zur Behandlung extrem übergewichtiger Patienten bewegen sich in dem Rahmen wie wir sie für abdominalchirurgische Eingriffe auch beim Normalgewichtigen kennen. Insgesamt sind sie wesentlich niedriger, als aufgrund der extremen, oft monströsen Fettsucht anzunehmen wäre.

- Besonders kritisch ist der **Calciumhaushalt** zu kontrollieren, da wegen wegen der hohen Reserven der Mangel oft erst in einem Spätstadium entdeckt wird [65, 67, 70]. Durch Kalziumoxalatbildung entstehen Nierensteine, langfristig kann sich ein sekundärer Hyperparathyreoidismus ausbilden

In der Regel passen sich die Patienten an die Probleme an und können sie selbst steuern. Trotzdem ist eine langfristige ärztliche Beratung außerordentlich wichtig, im Zweifelsfall sollten Spezialisten, die sich mit den Folgeproblemen nach Kurzdarmsyndrom auskennen, in die Beratung einbezogen werden (58, 59).

12.2.2. Konsequenzen nach Eingriffen am Magen

Nach Eingriffen am Magen zur Behandlung von extremem Übergewicht muß der Patient bestimmte Prinzipien beachten, wenn er erfolgreich an Gewicht abnehmen will (62):

- Er muß wesentlich länger und besser **kauen**, damit nicht große Speisebrocken den engen Ausführungsgang (Outlet/Stoma) blockieren
- Der operierte Patient muß seine **Nahrungsmenge einschränken**, da es ansonsten, sofern der Pouch gefüllt ist, zum **Erbrechen** kommt. In der Regel lernen die Patienten in den ersten drei postoperativen Wochen, ihre Nahrungszufuhr den neuen Möglichkeiten anzupassen, die Häufigkeit von Erbrechen sinkt kontinuierlich ab
- Sieht man von diesen Zwangsmaßnahmen nach Eingriffen am Magen ab, so hilft ein positiver Nebeneffekt den Patienten, die Einschränkung der Nahrungszufuhr leichter zu akzeptieren: Über afferente Fasern aus dem Magenfundus wird der Dehnungsreiz des Magens im Sättigungszentrum verarbeitet. Der Patient verspürt also trotz weniger Kalorienzufuhr **Sättigung**. Sättigung wird von Adipösen oft als "magische Größe" angesehen, die ihm absolutes Wohlbefinden und Völlegefühl vermittelt. Dies kann jedoch auch mit den chirurgischen Eingriffen am Magen nicht erreicht werden. Durch die Füllung des kleinen Pouches kommt es zu Druck im Magen, der dann letztlich über die bekannten Wege, wahrscheinlich afferente Fasern zum Hypothalamus, das Sättigungszentrum stimuliert. Man darf jedoch diesen Zusammenhang nicht überschätzen, denn die Nahrungszufuhr wird gerade beim Adipösen, auch extern über Lust und Appetit gesteuert. Auch der Normalgewichtige kann sich, wenn er satt ist, noch Nahrung zuführen. Er sollte sich daher nicht nach "Lust und Laune" Nahrung zuführen, sondern in Abhängigkeit von Hunger und Sättigung. Unbeeinflußt ist das Appetitverhalten
- Flüssigkeiten können ungehindert den Pouch und den engen Kanal passieren. Der Patient muß daher auf **Kalorien in flüssiger Form** verzichten. Am besten ist es, den Flüssigkeitsbedarf mit kalorienfreien Getränken wie Mineralwasser, Tee oder Kaffee zu stillen. Zu den Kalorien in flüssiger Form gehören auch alle jene Speisen, die in sehr weicher Form vorliegen und schnell den engen Kanal passieren, können wie Schokolade, Sahne, Sahnetorten und ähnliches

12.3. Indikation und Kontraindikation zum chirurgischen Vorgehen

■ Indikation

Für die Indikation zum chirurgischen Vorgehen bei extremer Adipositas haben die nationalen und internationalen Fachgesellschaften in Zusammenarbeit mit Konsensuskonferenzen, vor allem in den USA, Richtlinien festgelegt. Sie orientieren sich zum einen an dem durch die Adipositas bedingten Risiko, sowie den Möglichkeiten der konservativen Therapie und zum anderen an den vorliegenden Studien bei operativem Vorgehen (4, 14, 53, 71). Demnach gelten folgende Bedingungen:

12.3. Indikation und Kontraindikation zum chirurgischen Vorgehen

1.	Die Adipositas sollte schwerwiegend sein (Adipositas Grad III, BMI > 40).
2.	Die Adipositas muß bereits seit längerer Zeit, das heißt mehrere Jahre bestehen, um sicherzustellen, daß sie nicht eine kurzfristige Reaktion darstellt.
3.	Der betroffene Patient sollte die konservativen Standardverfahren in angemessener Weise durchgeführt haben, damit er sich über die wichtigsten Zusammenhänge zwischen Nahrungszufuhr und Übergewicht bzw. angemessenem Eßverhalten und Gewichtsreduktion bewußt geworden ist. Auch die chirurgische Therapie erfordert hierzu wesentliche Grundeinsichten, die nur durch längere Übung und Training erworben werden können.
4.	Schwerwiegende, adipositasinduzierte oder mit Übergewicht verbundene Folgeerkrankungen erleichtern die Indikation zum operativen Vorgehen. Unter Umständen besteht in solchen Fällen auch bei geringerem Übergewicht bereits eine Indikation zum chirurgischen Eingriff. Dies gilt im besonderen für das schwere metabolische Syndrom und das Schlafapnoesyndrom.
5.	Eine Altersbegrenzung ist nicht prinzipiell gegeben, obwohl man unter einem Alter von 18 Jahren, d.h. vor Abschluß der Pubertät, nicht operativ tätig werden sollte (18, 28). In der Regel kann durch Lerneffekt und Training mit dem Beginn des eigenverantwortlichen Handelns eine Gewichtsreduktion erreicht werden. Auch nach dem 60. Lebensjahr ist im Hinblick auf die möglichen Risikofaktoren der Adipositas eine Gewichtsreduktion nicht mehr so zwingend notwendig, obwohl gerade in diesem Alter orthopädische Probleme den Patienten zunehmend belasten. Übergewicht kann notwendige Eingriffe erschweren oder verbieten.
6.	Die genetisch fixierten Adipositassyndrome, vor allem das Prader-Willi-Syndrom stellen eine so katastrophale Bedingung dar, da den betroffenen Kindern jede Einsicht in eine vernünftige Ernährung fehlt, daß in solchen Fällen operative Verfahren indiziert sein können. Es muß jedoch eindeutig festgestellt werden: Auch mit chirurgischen Verfahren kann derartigen Kindern nicht im gewünschten Umfang geholfen werden, vorübergehend lassen sich aber die Probleme entscheidend mindern.
7.	Endokrine Ursachen der Adipositas müssen ausgeschlossen sein.
8.	Endogene Psychosen stellen eine ungünstige Ausgangsposition für eine operative Therapie des Übergewichtes dar, betroffene Patienten sollten nicht operiert werden. Dies gilt jedoch nicht für die reaktive Depression, die als Folge der Adipositas zu werten ist, und die sich durch Therapie des Übergewichtes bessert.

■ Kontraindikationen

Kontraindikationen zur chirurgischen Therapie des extremen Übergewichtes sind kaum gegeben. Im wesentlichen betreffen sie folgende Bereiche:

1.	Der Patient ist nicht narkosefähig.
2.	Es liegen schwerwiegende internistische Erkrankungen wie manifeste therapieresistente Herzinsuffizienz oder schwere pulmonale Gasaustauschstörungen vor.
3.	Der Patient muß eine minimale Einsicht in die chirurgischen Verfahren haben. Ist er nicht in der Lage, seine Ernährungsgewohnheiten den Zwängen der chirurgisch geschaffenen Anatomie anzupassen, im besonderen auf Kalorien in flüssiger Form zu verzichten, sollte man ein operatives Verfahren nicht einsetzen. Dies gilt in verstärktem Maße für die Sweet Eaters, obwohl auch bei diesen Patienten eine gewisse Gewichtsabnahme zu verzeichnen ist, die unter Umständen bereits der Risikominderung dient.

4.	Patienten, die ihre Nahrungszufuhr unter keinen Umständen einschränken können, sollten nicht durch Eingriffe am Magen behandelt werden. Unter kritischer Bewertung der Grundvoraussetzung kann unter Umständen in Zentren der Adipositaschirurgie in derartig gelagerten Fällen ein alternatives Verfahren eingesetzt werden.
5.	Voroperationen im Bereich des Abdomens stellen keine Kontraindikation zur operativen Therapie dar. Selbstverständlich jedoch können operative Eingriffe am Magen zur Gewichtsreduktion bei Voroperationen am Magen wie einer Magenresektion oder einer totalen Gastrektomie unter Umständen nicht eingesetzt werden. Meist sind derartige Patienten aber ohnehin nicht übergewichtig.
6.	Schwerwiegende Lebererkrankungen, vor allem Leberzirrhose und portale Hypertension, verbieten einen operativen Eingriff zur Gewichtsreduktion.

Bei Vorliegen von extremer Adipositas ist, wie oben dargelegt, eine operative Therapie nahezu immer möglich. Vor allem ist unseres Erachtens nach eine konservative Gewichtsreduktion auch bei monströser Adipositas vor dem operativen Eingriff nicht zwingend notwendig, wenn auch eine vorgeschaltete konsequente konservative Therapie die Einsicht in die notwendige Gewichtsreduktion verbessern und damit den Therapieerfolg der chirurgischen Therapie sichern kann.

> Wichtigste Grundvoraussetzung aller Therapiemaßnahmen beim extrem übergewichtigen Patienten ist die Bereitschaft von therapeutischem Team und betroffenem Patienten zur langfristigen Kontrolle.

Ist dies nicht für beide Teile gewährleistet, sollte eine operative Therapie nicht durchgeführt werden.

12.4. Ergebnisse

Ziel der chirurgischen Therapie der extremen Adipositas ist wie bei jedem konservativen Vorgehen eine langfristige, angemessene Gewichtsreduktion. Dies ist, wie Studien belegen, sowohl mit Jejunoileostomie, wie mit Magenbypass und gastroplastischen Verfahren am Magen erreichbar. Im Mittel kann der Körpermassenindex von einem Ausgangswert um 50 kg/m^2 auf Werte um 31-33 kg/m^2 vermindert werden. Etwa ein Drittel aller operierten Patienten erreicht einen Körpermassenindex um 30 kg/(m)^2. In seltenen Fällen kann Normalgewicht (BMI 19-25 kg/(m)^2) erreicht werden (☞ Tab. 12.3, 12.4 und 12.5) (20, 29, 73).

Analysiert man diese Ergebnisse kritisch, so wird unschwer deutlich: Ein Teil der Patienten kann sein Körpergewicht nur ungenügend reduzieren, bzw. nimmt nach einer anfänglichen Gewichtsabnahme erneut zu. Die Ursachen sind vielfältig:

- Von herausragender Bedeutung sind die Ernährungsgewohnheiten des Patienten. Durch Zufuhr von Kalorien in flüssiger oder halbflüssiger Form kann das chirurgische Verfahren umgangen werden
- Auch technische Veränderungen am Pouch bzw. Outlet (Stoma) können eine vermehrte Nahrungszufuhr ermöglichen und damit eine ungenügende Gewichtsabnahme verursachen. Dazu gehören die Pouchdilatation, das Oesophageal Pooling und der Klammernahtverlust (☞ Abb. 12.10 und 12.11)

Ungünstige Ernährungsweisen des Patienten mit gastroplastischen Eingriffen lassen sich mitunter durch Beratung und Schulung bessern. Die Patienten müssen lernen, sich wirklich nicht mehr Nahrung zuzuführen, als der kleine Pouch erlaubt, sie sollten feste Kost bevorzugen und ihren Flüssigkeitsbedarf ausschließlich mit kalorienfreien Getränken gewährleisten. Unter Umständen kann eine ernährungsphysiologische und psychologische Beratung helfen, mit den durch das operative Verfahren geschaffenen Bedingungen besser zurechtzukommen.

Anatomische Veränderungen am Pouch müssen, nach sorgfältiger Analyse anderer Ursachen, operativ korrigiert werden. In der Regel kann so eine weitere Gewichtsabnahme bzw. eine erneute Gewichtsabnahme initiiert werden, ohne Korrektur nehmen fast alle Patienten weiter zu.

12.4. Ergebnisse

Autor	Jahr		Zeit nach Operation (Monate)						
			0	3	12	24	36	48	60	>60
Husemann	1992	kg	134	124	93	96	99	88	-	105
Mason	1991	kg/m^2	43	36	27	29	-	-	-	-
Pories	1990	kg	188	108	84	82	88	89	90	90

Tab. 12.3: Gewichtsabnahme nach Magenbypass.

Autor		Zeit nach Operation (Monate)							
		0	3	12	24	36	48	60	>60
Husemann	Anzahl gesamt	714	618	491	381	319	184	161	42
	Follow-up-Rate (%)	-	87	67	71	69	51	56	55
	Gewicht (kg)	148±21	116±17	98±26	94±22	89±19	91±23	88±15	87±18
	BMI (kg/m^2)	52±9	42±11	35±8	34±10	32±7	33±8	32±5	31±6
	BMI<35 (%)	0,6	26	67	72	70	69	63	67
	BMI<30 (%)	0	5	41	39	36	38	35	(19)
Eckhout	Gewicht (kg)	149,2	-	-	94,4	-	-	-	-
Mason	BMI (kg/m^2)	45	37	31	29	-	-	-	-
Näslund	BMI (kg/m^2)	44,5±0,9	-	32,3±0,9	32,7±1,1	-	-	-	-

Tab. 12.4: Gewichtsabnahme nach vertikaler Gastroplastik nach Mason.

Autor	Jahr	Zeit nach Operation (Monate)						
		0	3	6	12	24	36	48
Favretti	1995	40,6±9	37,0±5	32,2±8	27,1±7	-	-	-
Forsell	1995	46,3	-	-	-	-	-	27,5
Husemann	1998	48±7	39±11	39±6	36±5	34±7	34±7	-
Lovig	1993	41,8	34,5	30,9	29,1	29,5	31,2	32,3

Tab. 12.5: Gewichtsabnahme nach Implantation eines anpaßbaren Magenbandes.

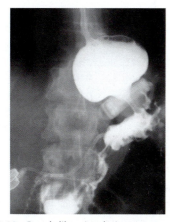

Abb. 12.10: Pouchdilatation bei zu engem Ausführungskanal.

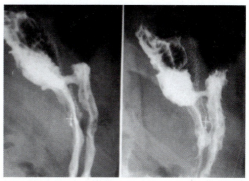

Abb. 12.11: Klammernahtverlust nach vertikaler Gastroplastik mit zusätzlichem Kanal.

Parallel mit der Gewichtsabnahme bessern sich wie bei erfolgreichem konservativem Vorgehen auch **pathologische Stoffwechselparameter** (46, 55, 56). Ein Diabetes mellitus kann vollständig verschwinden, ein Schlafapnoesyndrom bessert sich dramatisch, so daß sich invasive Beatmungsverfahren erübrigen. Viele, vorher arbeitsunfähige Patienten finden wieder einen Arbeitsplatz (26). Die pathologischen psychiatrischen Befunde bessern sich wesentlich, auch wenn die Werte der verschiedenen Scores nicht Normalwerte erreichen (35, 54, 66).

Wichtige Voraussetzung für die effektive Langzeitstabilisierung ist das rechtzeitige Einbauen von **körperlicher Aktivität** in das Behandlungskonzept. Bewährt hat sich die Steigerung der körperlichen Aktivität, vor allem in Form von Gehen unter Kontrolle, z.B. durch Schrittzähler. Hierzu ist allerdings eine gewisse Intelligenz und Bereitschaft des Patienten notwendig. Direkt nach dem operativen Eingriff mit aktivem Sport zu beginnen, wäre ungünstig. Die ohnehin belasteten Gelenke der Patienten würden unnötig strapaziert, kontinuierliche Steigerung ist wesentlich besser und effektiver.

Gewichtsnormalisierung für alle Patienten zu fordern, ist Utopie. Zu verschieden sind die Lebensbedingungen, als daß dieses Ziel kategorisch gefordert werden könnte. Entscheidend in der Therapie der Adipositas ist die Risikoreduktion durch effektive langfristige Gewichtsabnahme. Alle bisherigen Studien zeigen, daß die chirurgischen Verfahren hierzu geeignet sind, jedoch auf Dauer belassen werden müssen.

12.5. Langfristige Folgen nach chirurgischer Adipositastherapie

Jeder operative Eingriff führt zu Veränderungen, die den Patienten langfristig betreffen. Bei chirurgischer Therapie von funktionellen Erkrankungen müssen die Anforderungen sehr hoch angesetzt werden, da die operativen Eingriffe nicht eo ipso für die Behebung eines aktuellen hohen Risikos wie z.B. eines Karzinoms durchgeführt werden.

Nach vertikaler Gastroplastik können all jene Komplikationen eintreten, wie wir sie von der Magenresektion her kennen (☞ Tab. 12.6). Im Vordergrund stehen Entzündungen und Ulcera im Pouch - Pouchitis, Gastritis, Ulcus ventriculi - sowie Stenosen am Outlet (29). Während die entzündlichen Veränderungen oft durch übermäßige Nahrungszufuhr ausgelöst werden und unter konservativer Therapie mit Restriktion der Nahrungsmenge und unter Therapie mit H_2-Rezeptorenblockern gut abheilen, ist die **Stenose am Outlet** als schwerwiegend zu betrachten (☞ Abb. 12.12).

Autor	Eigene Ergebnisse		Näslund	Kunath	Lovig
Kategorie	VBG n=714	Magenband n=139	VBG n=158	Magenband n=224	Magenband n=174
Stenose	1,5 %	5,6 %	0,6 %	n.n.	7,5 %
Gastritis/Pouchitis	2,9 %	1,1 %	n.n.	n.n.	n.n.
Oesophagitis	2,4 %	7,9 %	10,1 %	n.n.	2,9 %
Bandpenetration	0,1 %	0,7 %	1,3 %	1,9 %	5,2 %
Klammernahtdefekt	7,5 %	-	10,8 %	-	-
Banddislokation	-	2,2 %	-	4,8 %	n.n.
Portinfekt	-	1,4 %	-	3,1 %	n.n.

Tab. 12.6: Langzeitfolgen und ihre Häufigkeit nach Implantation eines anpassbaren Magenbandes.

12.5. Langfristige Folgen nach chirurgischer Adipositastherapie

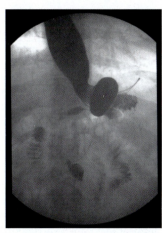

Abb. 12.12: Verlegung des Outlets nach Implantation eines anpaßbaren Magenbandes durch zu starke Blockung.

Patienten, die sich weder feste noch flüssige Nahrung zuführen können, bedürfen der sofortigen weiterführenden Diagnostik. Ist jedoch der enge Kanal mit dem Oesophagoskop nicht überwindbar, empfehlen wir die Sicherung dieses Befundes durch Darstellung mit einem Kontrastmittel. Bei hochgradiger Verengung ist eine operative Revision notwendig. Häufig haben sich Narben gebildet, die gelöst und durchtrennt werden müssen. In Einzelfällen wird man das Marlexband am Outlet spalten, um eine ausreichende Passage zu gewährleisten. Als Folge der hochgradigen Enge bzw. als Konsequenz einer übermäßigen Nahrungszufuhr kann es zu einer Stase in der Speiseröhre kommen, die radiologisch und endoskopisch wie eine Oesophagitis imponiert (30, 32). Es handelt sich nicht um die klassische Refluxoesophagitis auf dem Boden zurückfließenden Magensaftes, sondern um eine Staseoesophagitis. Die Frage der Dilatation der Speiseröhre nach VBG bedarf der weiteren sorgfältigen Beobachtung, um ihre Bedeutung, gerade im Hinblick auf evtl. entstehende Dysplasien, wie sie nach Refluxoesophagitis auftreten können, nicht zu übersehen (57).

Eine besondere Komplikation stellt der Klammernahtverlust dar (☞ Abb. 12.11) (68). Durch den zusätzlichen Verbindungskanal können die Patienten mehr essen und nehmen wieder an Gewicht zu. Ein Revisionseingriff lohnt sich immer (☞ Tab. 12.7).

Nach Implantation eines anpaßbaren Magenbandes können die gleichen Komplikationen - Staseoesophagitis, zu enger Kanal - auftreten. Zusätzlich müssen jedoch die spezifischen Folgen dieses Systems beachtet werden (☞ Tab. 12.6). Eine Bandpenetration ist am wahrscheinlichsten dann zu erwarten, wenn es während der Operation zu einer Verletzung der Magenwand, vor allem der Muskulatur an der Hinterwand gekommen ist. Wird das Band zu stark geblockt, kann es durch Drucknekrose zur Bandpenetration in den Magen kommen. Diese Situation wird gastroskopisch gesichert und bedarf immer der Korrektur. Oft kann das Band laparoskopisch entfernt und durch ein neues ersetzt werden. Auch die Banddislokation stellt eine schwerwiegende Folge (☞ Abb. 12.13) dar, da zum einen der kleine Pouch sich dramatisch vergrößert, zum anderen eine Verlegung der Passage eintritt. Eine Revision ist stets notwendig. Selten kommt es zur Undichtigkeit des Ballons im Magenband (☞ Abb. 12.14).

	Vor VBG	Niedrigstes erreichtes Gewicht	Gewicht nach Klammernahtdefekt
Anzahl	41/41	39/41	40/41
BMI	48,8±6,1	31,1±5,7	37,5±7,1
Art der Revision	BMI $(kg/(m)^2)$		
		vor Revision	6 Monate nach Revision
VBG → AGB (n=10)		38,7±5,7	35,0±5,8
neue Klammernaht (n=19)		36,9±6,0	31,1±5,9
ohne Revision (n=9)		39,7±9,9	41,4±12,3

Tab. 12.7: Nach vertikaler Gastroplastik kann es zum Klammernahtverlust kommen. Wegen der vermehrt möglichen Nahrungsaufnahme kommt es nahezu in jedem Fall zur Gewichtszunahme, wird der Defekt nicht verschlossen, kann das ursprüngliche Ausgangsgewicht erreicht werden.

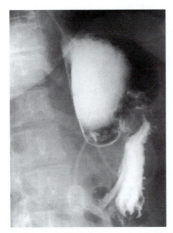

Abb. 12.13: Banddislokation mit Pouchdilatation und hochgradiger Stenose am Outlet.

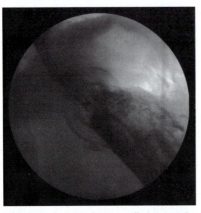

Abb. 12.14: Radiologische Darstellung einer Perforation des Magenbandes. Man erkennt deutlich den Austritt des Kontrastmittels neben dem Magen. Das Band muß in derartigen Fällen, da es wirkungslos ist, in der Regel gewechselt werden, um eine weitere Gewichtsabnahme zu ermöglichen.

Ungenügende Gewichtsabnahme ist letztlich auch eine ungünstige Langzeitfolge. Bei korrektem Operationssitus ist in derartigen Fällen eine sorgfältige Ernährungsanalyse durchzuführen, um abnorme Ernährungsgewohnheiten - Sweet Eaters, flüssige Kalorien oder ähnliches - zu erkennen und durch Beratung therapieren zu können.

12.6. Anforderungen und Wunschvorstellungen für die chirurgische Therapie

Die konservative Therapie der extremen Adipositas ist für alle Beteiligten außerordentlich mühsam und führt häufig zu Rückschlägen. Das chirurgische Vorgehen soll nach allgemeiner Meinung der betroffenen Patienten, ihres persönlichen Umfeldes und der Krankenkassen all diese Probleme lösen.

Der Patient wünscht sich eine schnelle, leichte, von ihm ohne großen Aufwand durchzuführende Therapie, die ihn von allen Nöten befreien soll (☞ Tab. 12.8). Er erwartet nicht nur eine Gewichtsabnahme, sondern darüber hinaus eine körperliche Attraktivität, die auch die alleinige Gewichtsabnahme nicht bieten kann. Er geht davon aus, daß auch psychologische Probleme, Schwierigkeit im Arbeits- und im Sexualleben durch die Maßnahme des Chirurgen behoben werden.

Erwartungen des Patienten
• magisch
• Normalgewicht, Gewinn an Attraktivität
• Heilung von Begleiterkrankungen
• minimaler persönlicher Einsatz
• langes Leben

Tab. 12.8: Wünsche des Patienten im Hinblick auf den operativen Eingriff zur Behandlung seines Übergewichtes.

Die Krankenkassen fordern eine billige schnelle Lösung, die keinerlei Komplikationen machen darf, vor allem nicht zu Folgeproblemen führen soll (☞ Tab. 12.9). Die Operation soll gleichsam "auf einen Sitz" das Thema Adipositas beenden. Alle Patienten sollen eine Gewichtsabnahme, am besten auf Normalgewicht erreichen, 100 %iger Erfolg müsse gewährleistet sein. Diesen gibt es für keine medizinische Therapie.

12.6. Anforderungen und Wunschvorstellungen für die chirurgische Therapie

Erwartungen der Versicherungen
• geringe Kosten
• schnelle Erholung des Patienten
• keine Arbeitsunfähigkeit
• keine negativen Folgen
• voller Erfolg

Tab. 12.9: Forderungen der Krankenkassen.

Wenn ein Chirurg diesen gordischen Knoten lösen könnte, so wäre er kein Chirurg, sondern ein Magier (☞ Tab. 12.10). Angesichts des langen Leidensweges der Patienten mögen die Erfolge der chirurgischen Therapie mitunter diesen Anschein erwecken, letztlich kann die chirurgische Therapie aber nur helfen, die Gewichtsabnahme zu realisieren, die Probleme lösen muß der Patient selbst. Unterstützung kann er von einem verständigen Umfeld und evtl. von zusätzlichen Therapeuten wie Ernährungstherapie und Psychologie erwarten.

Was erwartet der Patient vom Chirurgen?
• Magier
• Befreiung von allen Problemen
• Fürsorge
• Expertenwissen
• "der Beste"

Tab. 12.10: Was kann der Chirurg bei der Behandlung der extremen Adipositas leisten?

Alle chirurgischen Ergebnisse belegen: Adipositas ist eine chronische Erkrankung, die auch nicht durch chirurgische Verfahren heilbar ist, vor allem wenn man die Möglichkeiten der genetischen Disposition zusätzlich beachtet. Aber für den extrem adipösen Patienten gibt es zur Zeit keine bessere Alternative.

Anhang Fett-Tabelle

13. Anhang Fett-Tabelle

Die Fett-Tabelle enthält Lebensmittel und Gerichte, die in Gruppen gegliedert sind.

Jedem Lebensmittel ist die Fettmenge in Gramm zugeordnet.

Die Angaben beziehen sich auf den eßbaren Anteil und das Rohgewicht (z.B. Fleisch ohne Knochen).

Nicht vorkommende Nahrungsmittel und Gerichte lassen sich zum Teil mit ähnlichen aus der Tabelle vergleichen (z.B. paniertes Fischfilet kann mit paniertem Schnitzel verglichen werden).

Bei vielen Produkten sind zudem die Nährwertangaben auf der Packung zu finden.

Farbig unterlegte Lebensmittel (■) enthalten in üblichen Verzehrsmengen prozentual einen hohen Fettgehalt, und es empfiehlt sich daher fettärmere Alternativen zu wählen oder nur kleine Mengen davon zu konsumieren.

■ **Abkürzungen**

B. = Becher; El = Eßlöffel; g = Gramm; ml = Milliliter; Pk. = Packung; Port. = Portion; Tl = Teelöffel; St. = Stück; Vol.- % = Volumen; Fettgehalt < 1 g = ohne Fett.

13.1. Brot, Getreide, Getreideprodukte

Brot/Brötchen (1 Scheibe)	Fett (g)
Brötchen, 45 g	1
Körnerbrot, 50 g	1
Laugenbrezel, 50 g	1
Toastbrot, 30 g	1
Croissant, 60 g	21
Croissant mit Schokolade, 60 g	25

Keine Fettberechnung ist erforderlich für: Graubrot, Roggenbrot, Knäckebrot, Pumpernickel, Vollkornbrot, Weißbrot, Zwieback.

Zum Aufbacken (1 Stück)	Fett (g)
Frischteig-Croissants, 42 g	7
Frischteig-Sonntags-Brötchen, 50 g	1

Getreide und Getreideprodukte (1 leicht gehäufter El)	Fett (g)
Amaranth, 15 g	1
Dinkelmehl, 20 g	1
Grünkern, geschrotet, 20 g	1
Haferflocken, 10 g	1
Hirse, 20 g	1
Weizenkeime, 10 g	1

Keine Fettberechnung ist erforderlich für: Buchweizen, Grieß, Grütze, Speisestärke, Maisgrieß, Weizenmehl, Paniermehl, Reis, Semmelbrösel, Weizenkleie, Wildreis, Roggenflocken.

Getreidezubereitungen/Beilagen	Fett (g)
Dampfnudeln, 100 g	10
Glasnudeln, 50 g, roh	-
Maultasche, 1 Stück, 50 g	3
Ravioli, verzehrfertig, 250 g	7
Semmelknödel im Kochbeutel, 120 g (Maggi)	1
Spätzle, verzehrfertig, 150 g	8
Teigwaren (Eierteigwaren), 50 g, roh (125 g gegart)	1
Teigwaren (Vollkorn-), 50 g, roh	2

Müsli (1 Portion)	Fett (g)
Cornflakes, 30 g	1
Schoko-Müsli (Kölln), 30 g	3
Früchte-Vollkorn-Müsli (Kölln), 30 g	2

13.2. Brotaufstriche

Aufstriche - süß (20 g)	Fett (g)
Apfeldicksaft	-
Diät-Konfitüre	-
Erdnußcreme	10
Erdnuß-, Haselnuß-, Mandelmus	18
Fruchtgelee	-
Honig	-
Konfitüre/Marmelade	-
Nuß-Nougat-Creme	6
Pflaumenmus	-
Rübenkraut	-

Aufstriche - pikant	Fett (g)
Gänseleberpastete, 25 g	3
Ketchup	-
Le Parfait Champignon, 25 g	1
Le Parfait Knoblauch, 25 g	5
Le Parfait Kräuter, 25 g	5
Sardellenpaste, 1 geh. Tl, 10 g	2
Senf	-
Soja-Sandwichcreme, 25 g	9
Streichrahm, 50 g	15

13.3. Wurstwaren

Aufschnitt (1 Scheibe, 20 g)	Fett (g)
Bierschinken	2
Bierwurst	4
Blutwurst	6
Cervelatwurst	7
Corned beef, deutsch	1
Gelbwurst	5
Jagdwurst	3
Kalbskäse, Fleischkäse	6
Kalbsleberwurst	7
Krakauer	5
Leberkäse	5
Leberwurst, Hausmacher Art	6
Lyoner	5
Mortadella	7
Salami	7
Schwartenmagen	7
Teewurst	7
Mettwurst	7
Trüffelleberwurst	7
Zungenwurst	5

Schinken und Speck (20 g)	Fett (g)
Bündner Fleisch	2
Frühstücksspeck	13
Lachsschinken - Schinken, roh	1
Rindersaftschinken	2
Truthahnbrust	1
Schinken, gekocht (mager)	1
Schinken, roh (mit Fettrand)	7

Fettarme Wurstwaren/Geflügelwurst (1 Scheibe, 20 g)	Fett (g)
Brühwurst, fettreduziert (im Durchschnitt)	3
Gefllügelleberwurst, fettreduziert	4
Geflügelbierschinken	2
Hähnchenbrust in Aspik	1

Bratwurst/Würstchen	Fett (g)
Bockwurst, 100 g	29
Bratwurst, Kalb, 1 Paar, 100 g	25
Bratwurst, Schwein, 1 Paar, 100 g	29
"Du-darfst"-Wiener Würstchen, 1 Paar, 80 g	12
Fleischwurst am Stück, 100 g	29
Frankfurter Würstchen, 100 g	24
Landjäger, 1 Paar, 100 g	43
Nürnberger Rostbratwurst, 100 g	22
Regensburger, 1 Stück, 70 g	19
Weißwurst, 1 Paar, 120 g	30
Wiener Würstchen, 1 Paar, 100 g	26

13.4. Fleisch

Rindfleisch/Innereien (pro Portion, 150 g)	Fett (g)
Braten, mager	4
Brust	22
Filet	6
Hackfleisch, gemischt (Rind und Schwein)	21
Rinderhackfleisch	17
Roastbeef	7
Roulade	4
Tatar	5
Leber	3
Zunge	24
Kutteln	2

Kalbfleisch/Innereien (pro Portion, 150 g)	Fett (g)
Braten, mager	5
Brust	10
Filet	1
Haxe	2
Kalbhackfleisch	6
Kalbsbrät	36
Kotelett	4
Schnitzel	3
Bries	5
Herz	8
Leber	6

Lunge	3
Niere	10
Zunge	9

Schweinefleisch/Innereien (pro Portion, 150 g)	Fett (g)
Bauchspeck, 100 g	89
Braten (Schulter)	15
Braten mit Schwarte	23
Eisbein (Haxe)	22
Filet	3
Kotelett	11
Nacken	21
Schnitzel	3
Schweinebauch, durchwachsen	32
Schweinehackfleisch	28
Schweinerücken (Steak)	4
Leber	7
Niere	5
Zunge	24

Lamm/Hammel (pro Portion, 150 g)	Fett (g)
Filet	5
Keule	27
Kotelett, 2 Stück, 100 g	32
Schulter	38
Leber	5
Niere	5

Geflügel (pro Portion, 150 g)	Fett (g)
Brathähnchen, mittel, ½ Stück	35
Hähnchenbrust mit Haut	9
Hähnchenbrustfilet	1
Hähnchenkeule, mittelgroß	17
Ente	26
Gans	47
Putenkeule	6
Putenschnitzel	2
Suppenhuhn	30
Gänseleber	15
Hühnerherz	8
Hühnerleber	7

Wild/Wildgeflügel (pro Portion, 150 g)	Fett (g)
Hase	5
Hauskaninchen	11
Hirsch	5
Rehkeule	2
Rehrücken	5

13.5. Fisch/Fischwaren

Fisch (150 g Rohgewicht)	Fett (g)
Aal	37
Barsch	1
Brasse	8
Felchen (Renke)	5
Flunder	1
Forelle	4
Goldbarsch, Rotbarsch	5
Hecht	1
Heilbutt	3
Hering, 100 g	18
Kabeljau	1
Karpfen	7
Lachs	20
Makrele	18
Sardine	8
Schleie	1
Scholle	3
Schwertfisch	7
Seelachs	1
Seeteufel	1
Seezunge	2
Sprotten, 100 g	17
Steinbutt	3
Stör	3
Thunfisch	23
Waller	17
Zander	1

Geräucherter Fisch	Fett (g)
Aal, 50 g	14
Bückling, 125 g	19
Flunder, 50 g	1
Heilbutt, 50 g	8
Lachs, 50 g	3
Makrele, 50 g	8
Rotbarsch, 50 g	3
Schellfisch, 50 g	-
Schillerlocken, 50 g	12
Seeaal, 50 g	3
Seelachs, 50 g	-

Konserven	Fett (g)
Bismarckhering, 150 g	24
Brathering, 200 g	30
Heringsfilet in Tomatensoße, 100 g	15
Heringssalat, 100 g	24
Kaviar, Dorsch (Kaviarersatz), 1 Tl, 5 g	-
Kaviar, echt, 1 Tl, 5 g	1
Krebsfleisch in Dosen, 100 g	2
Lachs in Öl, 50 g	11
Makrelenfilet in Tomatensoße, 100 g	18
Ölsardinen, abgetropft, 50 g	6
Salzhering, 150 g	23
Sardellen, 1 Stück, 5 g	-
Seelachs in Öl, Lachsersatz, 50 g	4
Thunfisch in Öl, 50 g	10
Thunfisch ohne Öl, 50 g	1

Krusten-, Schalen- und Weichtiere (100 g)	Fett (g)
Austern, ausgelöstes Fleisch	1
Hummer, ausgelöstes Fleisch	2
Krabben (Garnelen), ausgelöst	1
Krebs, ausgelöst	1
Muscheln, ausgelöst	1
Tintenfisch	1

13.6. Fette und Eier

Aufstrichfette (1 Tl, 5 g)	Fett (g)
Butter	4
Margarine	4
Diät-Margarine	4
Halbfettmargarine	2
Butter, halbfett	2
Butter mit Joghurt (Joghurtbutter)	3
Pflanzencreme (Diät)	4
Kräuterbutter	4

Speiseöle (1 El, 10 g)	Fett (g)
Distelöl	10
Maiskeimöl	10
Nußöl	10
Olivenöl	10
Rapsöl	10
Sonnenblumenöl	10

Speisefette (1 El, 10 g)	Fett (g)
Butterschmalz	10
Gänseschmalz	10
Palmkernfett	10
Schweineschmalz	10

Mayonnaise, Salatcreme, Remoulade (1 El, 10 g)	Fett (g)
Joghurt-Salatcreme, 30 % Fett	4
Mayonnaise, 82 % Fett	8
Mayonnaise, 50 % Fett (Salatmayonnaise)	6
Remoulade, 79 % Fett	8
Remoulade, extra leicht	2

Eier	Fett (g)
Ei, 1 St., 60 g	7
Eigelb, 1 St., 20 g	6
Eiweiß von 1 Ei, 35 g	-

13.7. Kartoffeln und Kartoffelgerichte

Kartoffeln und Kartoffelgerichte	Fett (g)
Kartoffelchips, 150 g	60
Kartoffelknödel im Kochbeutel, Halb+Halb, Maggi, 1 St.	-
Kartoffeln	-
Kartoffelpuffer, zub., Maggi, 100 g zub.	-
Kartoffelpüree, zub., Maggi, 200 g	2
Kartoffelsalat, 250 g	6
Kroketten, frittiert, 1 Krokette, 40 g	3
Pommes frites, frittiert, 200 g	17
Pommes frites, im Backofen, 200 g	9
Rohe Klöße, 1 Kloß á 100 g	-

13.8. Obst und Gemüse

Obst und Gemüse haben wenig oder gar kein Fett.

Ausnahmen:

Obst	Fett (g)
Avocado, mittelgroß, 200 g	47
Kürbis, 125 g	3
Oliven, grün, mariniert, 20 g	3
Oliven, schwarz, mariniert, 20 g	7

Gemüse	Fett (g)
Eßkastanien (Maronen), 100 g	2
Mais, 100 g	2
Röstzwiebeln, getrocknet, 1 El, 3 g	1
Schwarzwurzeln, 100 g	1

Tiefkühlgemüse	Fett (g)
Apfel-Rotkohl, 225 g	4
Balkangemüse, 150 g	2
Buttergemüse, 150 g	9
Butter-Leipziger Allerlei, 150 g	11
Erbsen und Karotten, 225 g	1
Gemüseburger, 1 Stück, 75 g	6
Pfannengemüse Bauern Art, 150 g	8
Chinesisch, 150 g	9
Asiatisch, 150 g	9
Französisch, 150 g	8
Holsteiner Art, 150 g	8
Rahm-Spinat, 150 g	5
Rahm-Blumenkohl, 150 g	10
Rahm-Karotten, 150 g	12
Rahm-Porree, 150 g	9

Die Liste gibt Größenordnungen für handelsübliche Fertigprodukte an, die im Einzelnen abweichen können und gemäß Herstellerangaben überprüft werden sollten.

13.9. Milch- und Milchprodukte

Milch (200 ml/200 g)	Fett (g)
Buttermilch	1
Buttermilch mit Frucht	3
Dickmilch, 10 % Fett (Sahnedickmilch)	20
Dickmilch, 3,5 % Fett	7
Dickmilch, 1,5 % Fett	3
Kuhmilch, 3,5 % Fett	7
Kuhmilch, 1,5 % Fett (fettarm)	3
Kuhmilch, entrahmt	-
Molke	-
Molke-Fruchtgetränk	-
Nestle LC1 Drink pur	2
Orange	2
Pfirsich	2

Bei Milcherzeugnissen mit Fruchtanteil (z.B. Buttermilch mit Frucht) ist auf den hohen Zuckergehalt und den daraus resultierenden hohen Energiegehalt zu achten.

Kondensmilch (1 Tl, 5 g)	Fett (g)
Kondensmilch, 10 %	1
Kondensmilch, 7,5 %	-
Kondensmilch, 4 %	-

Joghurt und Kefir (1 Becher = 150 g)	Fett (g)
Fruchtjoghurt, 10 % Fett (Sahnejoghurt)	13
Fruchtjoghurt, 3,5 % Fett	4
Fruchtjoghurt, 1,5 % Fett	2
Fruchtjoghurt, 0,3 % Fett	-
Joghurt, natur, 3,5 % Fett	5
Joghurt, natur, 1,5 % Fett	2
Joghurt, natur, 0,3 % Fett	-
Knusper-Joghurt/Müsli (175 g)	11
Kefir, 10 % Fett	14
Kefir, 3,5 % Fett	5
Kefir, 1,5 % Fett	2

Quark (100 g)	Fett (g)
Fruchtquark, 40 % Fett i.Tr.	11
Fruchtquark, 20 % Fett i. Tr.	4
Fruchtquark, 10 % Fett i. Tr.	2
Kräuterquark, 40 % Fett i. Tr.	10
Kräuterquark, 20 % Fett i. Tr.	4
Kräuterquark, 10 % Fett i. Tr.	2
Nestle LC1 Quark auf Frucht, 125 g	4
Nestle LC1 Quark mit Vanilla, 125 g	5
Obstgarten, 125 g	7
Speisequark, 40 % Fett i. Tr.	11
Speisequark, 20 % Fett i. Tr.	5
Speisequark, 10 % Fett i. Tr.	2
Speisequark, mager	-

Sahne (pro Eßlöffel)	Fett (g)
Creme double, 42 %, 15 g	6
Creme fraiche, 30 %, 15 g	4
Saure Sahne, 10 %, 15 g	2
Schlagsahne, geschlagen, 15 g	5
Schmand, 24 %, 15 g	4
Schlagschaum, zubereitet, 15 g	2

Milch- Light-/Diätprodukte (pro Becher)	Fett (g)
Fruchtjoghurt mit Süßstoff, 1,5 % Fett, 150 g	2
Joghurt, extra leicht, 0,3 % Fett, 200 g	-
Nestle LC1 Diät-Joghurt, 1,4 %, 150 g	2
Obstgarten, leicht und leicht, 125 g	2

Frischkäse (1 Portion, 30 g)	Fett (g)
Körniger Frischkäse/Hüttenkäse	1
Frischkäse, Doppelrahmstufe	9
Rahmstufe	7
Frischkäse mit Joghurt	4
Frischkäse, 4 % Fett absolut	1
Feta, 45 % Fett i.Tr.	5
Mozzarella-Kugel, 45 % Fett i. Tr. 125 g	23
Ziegenkäse, 45 % Fett i. Tr.	7
Mascarpone, 80 % Fett i. Tr.	14

Sauermilchkäse (1 Portion, 30 g)	Fett (g)
Hand-, Harzer-, Korbkäse, 0,5 % Fett i. Tr.	-

Schmelzkäse (1 Port., 25 g)	Fett (g)
Schmelzkäse, 30 % Fett i.Tr.	3
Schmelzkäse, 50 % Fett i.Tr.	6
Toast-Scheiblette, 45 % Fett i.Tr. 20 g	5

Weichkäse (1 Port., 30 g)	Fett (g)
Blauschimmelkäse, 50 % Fett i.Tr.	9
Blauschimmelkäse, 70 % Fett i.Tr.	12
Camembert, 30 % Fett i.Tr.	4
Camembert, 50 % Fett i.Tr.	8
Camembert, 70 % Fett i.Tr.	12
Romadur, 30 % Fett i.Tr.	4
Romadur, 50 % Fett i.Tr.	8

Schnittkäse/Hartkäse (1 Scheibe, 30 g)	Fett (g)
Appenzeller, 50 % Fett i.Tr.	9
Bergkäse, 50 % Fett i.Tr.	10
Butterkäse, 50 % Fett i.Tr.	9
Edamer, 30 % Fett i.Tr.	5
Edamer, 45 % Fett i.Tr.	9
Emmentaler, 45 % Fett i.Tr.	9
Gouda, 30 % Fett i.Tr.	5
Gouda, 45 % Fett i.Tr.	9
Greyerzer, 45 % Fett i.Tr.	10
Leerdamer, 45 % Fett i.Tr.	9
Parmesan, ger. (1El, 8 g)	2
Raclette, 48 % Fett i.Tr.	8
Räucherkäse, 50 % Fett i.Tr.	9
Tilsiter, 30 % Fett i. Tr.	5
Tilsiter, 45 % Fett i.Tr.	8
Tilsiter, 60 % Fett i. Tr.	11

Light-Käse (1 Portion oder 1 Scheibe, 30 g)	Fett (g)
Becel Frischkäse	7
Toastkäse	6
Weichkäse	9
Du darfst Camembert	5
Frischkäse	3
Gouda/Edamer	5
Tilsiter	5
Leerdamer, light, 32 % Fett il Tr.	5

Würzige Käsesorten ergeben auch in kleinen Mengen einen schmackhaften Brotbelag!

13.10. Nüsse und Samen

Nüsse und Samen	Fett (g)
Cashewnüsse, 50 g	21
Erdnüsse, 50 g	25
Haselnüsse, 50 g	31
Kokosnuß, 50 g	18
Kokosraspeln, getrocknet, 50 g	31
Kürbiskerne,1 El, 10 g	5
Leinsamen, 1 El, 10 g	3
Macadamia-Nüsse, 50 g	35
Mandeln, süß, 50 g	27
Mohnsamen, 10 g	4
Paranüsse, 50 g	34
Pekannüsse, 50 g	36
Pinienkerne, 50 g	35
Pistazienkerne, 50 g	26
Sesamsamen, 1 El, 10 g	5
Sonnenblumenkerne, 1 El, 10 g	5

Studentenfutter, 50 g	19
Walnüsse, 50 g	31
Walnußkern, 1 St., 4 g	2

13.11. Süßwaren und Knabbereien

Schokolade (1 Tafel oder 100 g)	Fett (g)
Halbbitter	33
Marzipan	30
Noisette	33
Vollmilch	30
Vollmilch-Nuß	36
Weiße Crisp	26
Blockschokolade	32
Café Creme	40
Cappuccino	32
Erdnuß	36
Joghurt	34
Kinderschokolade	31
Mokka-Sahne	38
Trauben-Nuß	32
Trüffel	37
Zartbitter-Sahne	34
Schokolade mit Fruchtzucker (flarom)	36

Pralinen (pro Stück)	Fett (g)
After Eight, 8 g	1
Choclait Chips, 1 Chip, 2 g	1
Choco Crossies, 4,5 g	1
I love Milka, 10 g Marzipan	3
Nuß-Nougat	3
Medaillon	2
Noisette	3
White Cappuccino	4
Mon cheri, 10 g	2
Praline i. D., 12 g	2
Rocher, 12 g	5
Rumkugeln, 20 g	2
Trüffel-Praline, 12 g	4
Weinbrand-Bohne, 8 g	2

Weitere Süßwaren	Fett (g)
Ananas, kandiert, 5 g	-
Balisto, Joghurtcreme, 2 Riegel, 41 g	9
Balisto, Korn, 2 Riegel, 41 g	11
Banjo, 2 Riegel, 31 g	11
Bonbons i. D., 5 g	-
Bounty, 57 g	14
Choco Prinz, 1 Riegel	6
Corny Müsliriegel, 25 g	4
Duplo, 1 Riegel, 18 g	6
Erfrischungsstäbchen, 100 g	12
Fondant, 1 Würfel, 15-20 g	-
Geleefrüchte, 50 g	-
Gummibärchen, 50 g	-
Hanuta, 1 Stück, 23 g	7
Kandierte Früchte, 50 g	-
Kitkat, 1 Riegel, 45 g	12
Lakritze, 50 g	-
Mars, 1 Riegel, 60 g	11
Marshmallow, Zuckerwatte, 7 g	-
Marzipankartoffel, 5 g	1
Milchschnitte, 30 g	8
Milka Alpenmilch Eier, 1 St., 12,5 g	4
Milka Lila Pause, 1 Riegel, 37 g	
Alpenmilch	12
Cocos-Mandel	15
Corn Crisp	11
Joghurt Crisp	14
Nougat Crisp	14
Vanilla-Nut	16
White Crisp	11
Milka Nussini, 1 Riegel	14
Milky Way, 1 Riegel, 30 g	5
Negerkuß, 1 St.	3
Popcorn, süß, 1 Beutel, 40 g	2
Schaumzuckerwaren, 50 g	-
Schokolinsen, 1 Beutel, 100 g	22
Snickers, 1 Riegel, 60 g	17
Uncle Bens, Rispinos, 1 Tüte, 50 g	-

Diabetiker-Schokolade und -Pralinen	Fett (g)
Diät-Riegel, Lila Pause, Korn-Krisp, 37 g	12
Diät-Riegel, Lila Pause, Weißer Krokant-Krisp, 37 g	11
Diät-Schokolade, Alpenmilch, Milka, 100 g	32
Diät-Schokolade, Zartbitter, Canderel, 100 g	36
Pralinenmischung, Sionon, 100 g	36

Salziges zum Knabbern	Fett (g)
Erdnußflips, 25 g	9
Kartoffelchips, 25 g	10
Käsegebäck, 50 g	19
Kräcker, 3 St.	1
Salzstangen, -brezeln, 50 g	3
Tortilla Chips, 25 g	6
Tuc Standard, 1 St., 5 g	1
Tuc Vollkorn, 1 St., 5 g	1
Uncle Bens, Rispinos, 1 Tüte, 50 g	-

13.12. Speiseeis

Speiseeis	Fett (g)
Eiscreme, 75 g (ca. 1 Kugel)	9
Fruchteis, 75 g (ca. 1 Kugel)	1
Softeis, 75 g	2
Kleinpackungen:	
Capri	-
Cornetto Erdbeer	7
Domino	8
Magnum Classic	19

Der Fettgehalt des Speiseeises ist der Packungsangabe zu entnehmen. Der Schwankungsbereich liegt zwischen 1 g Fett/100 g bei Fruchteis und 17 g Fett/100 g bei Sahneeis.

13.13. Backwaren

Kuchen und Gebäck (pro Stück)	Fett (g)
Amerikaner, 100 g	8
Apfelkuchen (Hefeteig), 100 g	3
Apfelkuchen (Rührteig), 100 g	12
Apfelstrudel, 150 g	7
Baumkuchen, 70 g	17
Bienenstich, 75 g	11
Bisquitrolle mit Erdbeersahne, 60 g	7
Blätterteigstückchen, 70 g	13
Buttercremetorte nach übl. Rezept, 120 g	25
Butterkuchen, 60 g	10
Donauwellen, 100 g	16
Englischer Kuchen, Früchtekuchen, 50 g	5
Frankfurter Kranz, 55 g	12
Hefezopf mit Rosinen, 70 g	6
Käsekuchen, 100 g	10
Krapfen, 60 g	8
Linzer Torte, 70 g	19
Nußecke, 50 g	14
Nußtorte, 100 g	24
Rosinenschnecke, 65 g	4
Rührkuchen, 70 g	11
Sahnetorte, 120 g	25
Schillerlocke mit Schlagsahne, 75 g	29
Schwarzwälder Kirschtorte, 140 g	20
Waffeln, frisch zubereitet, 100 g	13
Windbeutel mit Schlagsahne, 100 g	19

Kekse (pro Stück)	Fett (g)
Afrika, 4 g	1
Baiser, 25 g	-
Blätterkeks, 5 g	1
Butterkeks, 5 g	1
Butterkeks, Schokolade, 14 g	4
Haferkeks, 7 g	2
Kleingebäck, gemischt, 50 g	13
Löffelbisquit, 5 g	-
Milch-Schnitte, 30 g	8
Müsli-Keks, 5 g	1

	Fett (g)
Ohne Gleichen, 10 g	4
Popcorn, 40 g	2
Prinzenrolle, 23 g	5
Russisch Brot (Buchstabengebäck), 2 g	-
Waffelmischung mit Cremefüllung, 10 g	2
Waffelröllchen mit Schoko, 7 g	2
Yes-Torty, 38 g	10

Weihnachtsgebäck (pro Stück)	Fett (g)
Aachener Printen, 20 g	4
Anisplätzchen, 10 g	-
Buttergebäck, 10 g	2
Dominostein, 12 g	2
Dresdner Stollen, 100 g	20
Elisen-Lebkuchen, 40 g	5
Honigkuchen, 70 g	3
Makrone, 12 g	2
Mohnstollen, 100 g	15
Quarkstollen, 100 g	13
Schwarz-Weiß-Gebäck, 10 g	2
Spekulatius, 10 g	2
Spritzgebäck, 10 g	3
Vanillekipferl, 8 g	2
Zimtstern, 10 g	2

Diät-Weihnachtsgebäck (pro Stück)	Fett (g)
Butterspekulatius, 10 g	2
Dominosteine, 12 g	2
Oblaten-Lebkuchen, 40 g	6
Schoko-Herzen, 100 g	15
Schoko-Printen, 20 g	3
Vanillekipferl, 8 g	3

Backzutaten (verwendete Menge anteilig berechnen)	Fett (g)
Backöl, 1 Fläschchen, 2 ml	-
Blockschokolade, 100 g	32
Haselnußglasur, dunkel, 100 g	45
Haselnußglasur, hell, 100 g	42
Haselnüsse, gehackt, 100 g	65
Haselnußkrokant, 50 g	16
Hefe, 1 Würfel, 42 g	1
Kuvertüre, halbbitter, 100 g	55
Mandeln, gehobelt, 100 g	59
Marzipan-Rohmasse, 125 g	29
Mohn, 100 g	41
Mokkabohne, 1,5 g	1
Nougat, 200 g	54
Orangeat, 1 Pack., 100 g	1
Schokoladenstreusel, 100 g	13
Weiße Kuvertüre, 100 g	36
Zitronat, 1 Pack., 100 g	1
Zuckerstreusel, bunt, 100 g	6

13.14. Essen außer Haus

Essen außer Haus	Fett (g)
Currywurst	21
Döner Kebab, 1 Port.	15
Eierpfannkuchen, 200 g (2 Stück)	21
Heringsbrötchen	20
Kaiserschmarrn 250 g	40
Käsespätzle, 120 g	36
Lachsbrötchen	14
Pizza, 24 cm	31
Schnitzel, paniert	26

13.15. Essen bei Mc Donald´s

Mc Donald´s	Fett (g)
Big Mäc	26
Apfeltasche	12
Cheeseburger	13
Gemüse Mäc	25
Chicken McNuggets	12
Donuts (Schoko)	18
Donuts (Zucker)	17
Fischmäc	20
Gemüse Mäc	25
Hamburger Royal	27
Hamburger	9
Kirschtasche	13
Mc Croissant	18
Mc Rib	21
Mexicana-Salat	2
Milchshake	
mit Erdbeergeschmack	8
mit Vanillegeschmack	8
mit Schokoladengeschmack	8
Pommes frites, 150 g	17
Sundae Eis	3
mit Karamelsauce	6
mit Schokosauce	8
mit Erdbeersauce	4

13.16. Getränke

Kaffee, Tee, Kakao (1 Tasse/Portion)	Fett (g)
Cappuccino/Instant	1
Chocafe/Instant	3
Eistee	-
Heiße Schokolade/Instant, 150 ml	6
Kaffee (ohne Milch)	-
Kakaotrunk/Instant, 150 ml	6
Kakaotrunk, trinkfertig, 330 ml	6
Malzkaffee	-
Mocca Shake/frappé, 330 ml	5
Ovomaltine, 200 ml	7
Tee	-

Fruchtsäfte, Gemüsesäfte, Nektare, Fruchtsaftgetränke, Limonaden, Getränke mit Süßstoff enthalten kein Fett.

Alkoholische Getränke: Alkohol enthält zwar kein Fett, aber Kalorien; Alkohol kann vom Körper nicht gespeichert werden, also verbrennt er Alkoholkalorien, solange Alkohol im Körper als Energiequelle vorhanden ist.

Wie rechnet man Alkohol in Fett um?

Alkohol in Gramm minus 20 Prozent
(1 Vol. % = 8 g Alkohol/l) = Fett (g)

Alkoholische Getränke	Fett (g)
Apfelwein, 4 Vol. %, 200 ml	5
Bier, 500 ml	16
Bier, alkoholfrei, 500 ml	2
Korn, 20 ml	4
Kräuterlikör, 32 Vol. %, 20 ml	4
Light-Bier, 2,5 Vol. %, 500 ml	8
Rotwein/Weißwein 12 Vol. %, 200 ml	15
Sekt, 100 ml	7
Weinbrand, 38 Vol. %, 20 ml	5

13.17. Literatur

1. Kalorien mundgerecht, Umschau-Verlag, 11. Auflage
2. Die große GU Nährwerttabelle 2002/2003, Gräfe und Unzer-Verlag
3. Herstellerangaben

Index

A

Adipositas
- Beschwerden und Leidensdruck 31
- chirurgische Therapie bei Kindern 116
- Diagnostik 48
- Einkaufstips 78
- endokrine Störungen 34
- endokrine Ursachen 49
- Entstehungsmechanismen 24
- Entwicklung 40
- Ergebnisse der medikamentösen Langzeittherapie 104
- internationaler Kostenvergleich 45
- Kosten 40
- monogen dominante Form 18
- monogene rezessive Form 17, 18
- Morbidität 42
- Pathophysiologie 30
- pharmakologische Therapie bei Kindern 116
- Pharmakotherapie 102
- Prävalenz 30
- psychosoziale Konsequenzen 35
- Therapie bei Kindern 108
- und arterielle Hypertonie 32
- und Atemwegserkrankungen 35
- und Dyslipidämie und Hyperurikämie 32
- und endokrine Veränderungen 34
- und Erkrankungen des Bewegungsapparates 35
- und gastrointestinale Erkrankungen 35
- und kardiovaskuläre Erkrankungen 33
- und körperliche Aktivität 88
- und Lipoproteinstoffwechsel 32
- und maligne Erkrankungen 35
- und metabolisches Syndrom 31
- und Sport 95
- und Störungen der Gerinnung und Fibrinolyse 33
- und Typ-2-Diabetes mellitus 32

Aktivität, körperliche bei Kindern 114
Amphetamin 102
Anamnese 48
Angiotensin II 33
Arthrose 31
Atemwegserkrankungen 35
Ausdauersport 91

B

Banddislokation 132
Befunde, formalgenetische bei Adipositas 16
Behandlungsstrategien bei Kindern 115
Belastungsdyspnoe 35
Bewegungsapparat, Erkrankungen 35
Biliopancreatic Diversion 121
Blutzucker 49
BMI 16
- und Diabetesrisiko 32
- und Hypertonierisiko 33

Body-Mass-Index 16, 48
Bypass, bileopankreatischer nach Scopinaro 122

C

Caliper-Methode 50
chirurgische Therapie 120
Computer-Tomographie 50

D

Defekte, fetale 31
Densitometrie 50
Desserts 75, 76
DEXA 50
Diethylpropion 102
DPA 50
dual X-ray-absorptiometry 50
Duodenal Switch 121
Dyslipidämie 31, 32

E

Effekte, kardiorespiratorische 90
Einkaufstips 78
electromagnetic scanning 50
EMSCAN 50
Endometrium-Karzinom 31
Entfetten 71
Erkrankungen, gastrointestinale 35
Erkrankungen, kardiovaskuläre 33
Erkrankungen, maligne 31, 35
Exitus letalis 125

F

Faktoren, genetische bei Adipositas 16
Fenfluramin 103
Fertiggerichte 76
Fertilität, verminderte 31
Fettschürzenplastik 121
Fett-Tabelle 136
Fettzellhyperplasie 30
Fettzellhypertrophie 30
Fibrinolyse 33
Freizeitsportarten 93
Frühstück 67

G

Gallenblasenerkrankungen 31
Gastroplastik, (horizontale 121
Gastroplastik, vertikale 121, 123
Gebäck 75
Genomscreen 19
Gerinnungsstörungen 33
Gesamt-Cholesterin 49
Gesamttestosteron 34
Getränke 76
Ghrelin 25
Gicht 31
Grundumsatz 90
Gymnastik 94

H

Harnsäure 49
Hauptmahlzeiten 70
    kalte 73
    warme 70
HDL-Cholesterin 49
Herz-Kreislauf-Ausdauerleistungsfähigkeit 93
Hyperkapnie 35
Hypertonie, arterielle 31, 32
Hyperurikämie 31, 32
Hypoventilations-Syndrom 35

I

Impedanz, bioelektrische 50
Infrarotspektrometrie 50
Insulinresistenz 31, 34
Interventionen, diätetische bei Kindern und Jugendlichen .. 113
Isotopenverdünnungsmethode 50

J

Jejunoileostomie 121, 122
Jogging 97
Jo-Jo-Effekt 60

K

Kalium 49
Kalium⁴⁰ 50
Kantinenessen 79
Kernspintomographie 50
KHK 31
Klammernahtverlust 129
Komorbiditäten, adipositasassoziierte 31
Komplikationen, postoperative 125
Konsequenzen, psychosoziale 35
Körperfettanteil 30
Körperzusammensetzung, Bestimmung 49, 50
Kortisolproduktion 34
Kosten
    direkte bei Adipositas 40
    ernährungsabhängiger Krankheiten 41
    indirekte bei Adipositas 41
    intangible bei Adipositas 41
Kostenschätzung, Methodik 40
Kraftsport 91
Krankheitsrisiko, relatives von Adipösen 42
Kreatinin 49
Kuchen 75
Kurzatmigkeit 31

L

Laboruntersuchungen 48, 49
Laufen 97
LDL-Cholesterin 49
Lebensstilmodifikation 109
Leptin 26
Leptin-Gen 18
Leptin-Rezeptorgen 18
Light-Produkte 76
Lipidtoxizität 30
Lipoprotein-Stoffwechsel, Veränderungen 32
Lungenembolie 125

M

Magenband, anpaßbares 121, 124
Magenbandes, perforiertes 132
Magenbypass 121, 123
Magenwandläsion 125
Mammareduktionsplastik 120
Mazindol 102
Motivierung 96
Muskelkraftausdauer 94

N

Nahrungsassimilation, Hemmung der 103
Nahtinsuffizienz 125
NMR 50
Noradrenalin 102

O

Operationsrisiko, erhöhtes 31
operative Therapie 120
Orlistat 104
Ovarien, Syndrom der polyzystischen 31

P

PCO-Syndrom 31
Peritonitis 125
Phentermin 102
Phenylpropanolamin 102
Photonenabsorptionsmetrie, duale 50
Pickwick-Syndrom 35
Polyglobulie 35
Pouchdilatation 129, 132
Prader-Willi-Syndrom 117, 127
Prävention, primäre und sekundäre 108
protein sparing modified fast 113
Prozesse, hormonelle 90
PSMF 113

Q

QTL 17
quantitative trait loci 17

R

Radfahren 97
Restaurant 79
Risiko, attributables 43, 44
Ruhedyspnoe 35

S

Sättigungssignale 25
Schlafapnoe 31
Schlafapnoe-Syndrom 35
Schlaganfall 31
Schwimmen 98
Serotonin 102
Sibutramin 103
Snacks 73, 74
SOS-Studie 35
Spaghetti mit Tomatensoße 72
Sportarten, Empfehlungen 92
Substanzen, katecholaminerge 102
Substanzen, serotoninerge 103
Süßigkeiten 73, 74
Syndrom, metabolisches 31, 32

T

Tagesschläfrigkeit 35
Testosteron-Spiegel 34
Thrombose 125
Tiermodell, transgenes 17
Tiermodelle, polygene 17
tissue resonance impedance measurement 50
TOBEC 50
total body electrical conductivity 50
Trainingsintensität 91
Triglyzeride 49
TRIM 50
TSH 49
Typ-2-Diabetes mellitus 31, 32

U

Ultraschall 50
Untersuchung, körperliche 48
Untersuchungen, molekulargenetische 16

V

Veränderungen, endokrine 34
Verhaltenstherapie 110, 112
very low calorie diet 113
VLCD 113

W

Wachstumshormonsspiegel 34
Walking 97
Wundinfekt 125

Z

Zwischenmahlzeiten 73
Zyanose 35

Klinische Lehrbuchreihe
... Kompetenz und Didaktik!

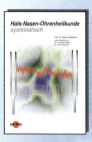
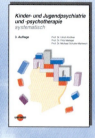
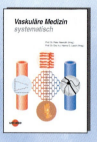
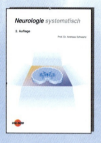
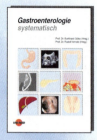
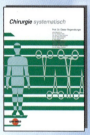
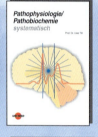
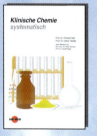
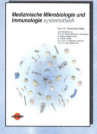
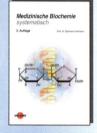
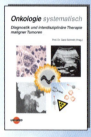
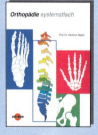
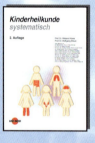
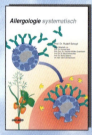
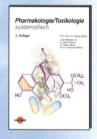
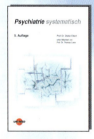
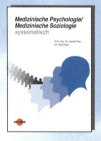
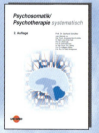
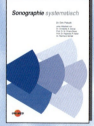
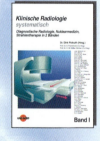
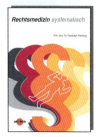
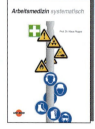
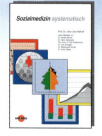
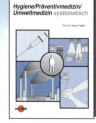
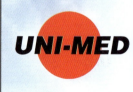

Fachliteratur über Diabetologie von UNI-MED...

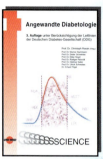
3. Aufl. 2003, 296 S.,
ISBN 3-89599-693-9

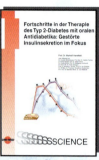
1. Aufl. 2003, 144 S.,
ISBN 3-89599-731-5

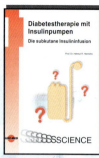
1. Aufl. 2003, 248 S.,
ISBN 3-89599-650-5

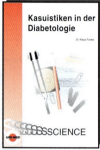
1. Aufl. 2002, 176 S.,
ISBN 3-89599-605-X

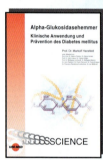
1. Aufl. 2002, 156 S.,
ISBN 3-89599-638-6

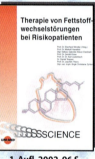
1. Aufl. 2002, 96 S.,
ISBN 3-89599-536-3

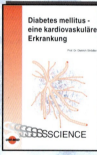
1. Aufl. 2002, 224 S.,
ISBN 3-89599-604-1

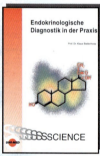
1. Aufl. 2001, 96 S.,
ISBN 3-89599-507-X

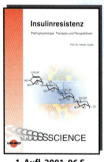
1. Aufl. 2001, 96 S.,
ISBN 3-89599-541-X

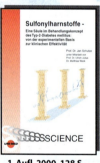
1. Aufl. 2000, 128 S.,
ISBN 3-89599-401-4

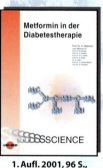
1. Aufl. 2001, 96 S.,
ISBN 3-89599-552-5

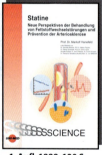
1. Aufl. 1999, 120 S.,
ISBN 3-89599-436-7

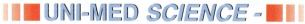

UNI-MED SCIENCE -
Topaktuelle Spezialthemen!

...optimal eingestellt!

UNI-MED Verlag AG • Kurfürstenallee 130 • D-28211 Bremen
Telefon: 0421/2041-300 • Telefax: 0421/2041-444
e-mail: info@uni-med.de • Internet: http://www.uni-med.de